양은미
서울벤처대학원대학교 상담학박사
국제영어대학원대학교 영어교재개발학 석사
Pratt Institute 예술학 석사
한국과학기술원 공학사

마음생각연구소 대표
집단상담 전문가, 시니어 교육 전문가

저서) 만다라와 마음챙김, 매일매일 두뇌튼튼 시리즈 외 다수

한명자
서울벤처대학원대학교 상담학박사
세한대학교 초빙교수
대전가정법원 가사조정위원
일우장학재단 사회이사

웰다잉 전문가
치매예방프로그램 전문가

매일매일 두뇌튼튼 2

- 365일 매일매일 두뇌 건강을 위한 활동

발행일 : 2022년 4월 20일
지은이 : 양은미 / 한명자
발행처 : 마음생각연구소

출판등록: 제 561-2021-000075 호
주소: 서울시 광진구 아차산로 30길 36, 2층 205호
문의: artfutura@naver.com
홈페이지: www.mindthink.co.kr

© 양은미 2022
*이 책 내용의 전부 또는 일부를 재사용하려면 반드시 저작권자의 동의를 받아야 합니다.

'매일매일 두뇌튼튼 2' 사용법

 본 워크북은 좌뇌와 우뇌를 골고루 운동시킬 수 있도록 활동 내용을 구성하였습니다. 하루에 30분 내외로 시간을 내어 워크북 활동을 하면 좌뇌와 우뇌를 자극하여 두뇌 건강에 도움이 됩니다.

❖ '날짜 시간 덧셈 곱셈'은 활동을 하는 날짜와 시간에 따라서 계산 결과값이 다르게 나오기 때문에 매번 활동한 뒤 계산기를 사용하여 정답을 확인합니다.

❖ 주렁주렁 끝말잇기, 명화 속 다른 부분, 재미있는 스도쿠, 숨은 기호 찾기, 가로세로 십자말, 글 속의 틀린 글자, 기호 속 숫자 연산, 꼬불꼬불 미로찾기, 사자성어 가로세로 연산, 숫자 읽고 계산하기, 수수께끼 사칙연산 등은 각 활동 마지막 페이지에 예시답안이 있습니다.

❖ 이외의 활동들은 각자의 창의력과 상상력을 발휘하여서 자기 스타일대로 완성합니다.

활동 난이도는 자신이 할 수 있는 정도까지 하는 것입니다. 너무 힘들면 예시답안을 슬쩍 참조하면서 힘든 고비 넘어가시고, 특히 이런저런 단어 만들기 활동은 만들 수 있는 단어까지 만듭니다. 너무 잘하려고 하면 지속해서 활동하기가 어려워지기 때문에 부담 없이 가볍게 활동하도록 합니다.

목 차

Week 1

1. 날짜 시간 덧셈 곱셈 · 주렁주렁 끝말잇기 · 이번 주 버킷리스트 --------------- 1
2. 날짜 시간 덧셈 곱셈 · 그림 속 다른 부분 · 마음을 위한 보약 ----------------- 7
3. 날짜 시간 덧셈 곱셈 · 이런저런 단어 만들기 · 주사위 덧셈 곱셈 -------------- 13
4. 날짜 시간 덧셈 곱셈 · 다른 모양 찾기 · 마음을 위한 보약 ------------------ 18
5. 날짜 시간 덧셈 곱셈 · 글 속의 별자리 ---------------------------------- 22

Week 2

6. 날짜 시간 덧셈 곱셈 · 숨은 기호 찾기 · 이번 주 버킷리스트 ----------------- 26
7. 날짜 시간 덧셈 곱셈 · 대칭 그림 완성하기 · 마음을 위한 보약 --------------- 30
8. 날짜 시간 덧셈 곱셈 · 점 이어 그림 완성하기 ---------------------------- 34
9. 날짜 시간 덧셈 곱셈 · 가로세로 십자말 --------------------------------- 38
10. 날짜 시간 덧셈 곱셈 · 로꾸거 시 읽고 쓰기 ---------------------------- 42

Week 3

11. 날짜 시간 덧셈 곱셈 · 이름 삼행시 · 이번 주 버킷리스트 ------------------ 46
12. 날짜 시간 덧셈 곱셈 · 그림 색칠하기 · 마음을 위한 보약 ------------------ 50
13. 날짜 시간 덧셈 곱셈 · 이런저런 단어 만들기 · 숫자 읽고 계산하기 ----------- 54
14. 날짜 시간 덧셈 곱셈 · 재미있는 스도쿠 · 마음을 위한 보약 ----------------- 58
15. 날짜 시간 덧셈 곱셈 · 글 속의 별자리 --------------------------------- 62

Week 4

16. 날짜 시간 덧셈 곱셈 · 수수께끼 사칙연산 · 이번 주 버킷리스트 -------------- 66
17. 날짜 시간 덧셈 곱셈 · 꼬불꼬불 미로찾기 · 마음을 위한 보약 --------------- 70
18. 날짜 시간 덧셈 곱셈 · 사자성어 가로세로 연산 · 마음을 위한 보약 ---------- 74
19. 날짜 시간 덧셈 곱셈 · 가로세로 십자말 -------------------------------- 78
20. 날짜 시간 덧셈 곱셈 · 로꾸거 시 읽고 쓰기 ---------------------------- 82

Week 5

21. 날짜 시간 덧셈 곱셈 · 주렁주렁 끝말잇기 · 이번 주 버킷리스트 ------------------ 86
22. 날짜 시간 덧셈 곱셈 · 그림 속 다른 부분 · 마음을 위한 보약 ------------------ 90
23. 날짜 시간 덧셈 곱셈 · 이런저런 단어 만들기 · 주사위 덧셈 곱셈 ---------------- 96
24. 날짜 시간 덧셈 곱셈 · 다른 모양 찾기 · 마음을 위한 보약 -------------------- 100
25. 날짜 시간 덧셈 곱셈 · 글 속의 별자리 ------------------------------------ 104

Week 6

26. 날짜 시간 덧셈 곱셈 · 숨은 단어 찾기 · 이번 주 버킷리스트 ------------------ 108
27. 날짜 시간 덧셈 곱셈 · 대칭 그림 완성하기 · 마음을 위한 보약 ---------------- 112
28. 날짜 시간 덧셈 곱셈 · 점 이어 그림 완성하기 -------------------------------- 116
29. 날짜 시간 덧셈 곱셈 · 가로세로 십자말 ------------------------------------ 120
30. 날짜 시간 덧셈 곱셈 · 로꾸거 시 읽고 쓰기 -------------------------------- 124

Week 7

31. 날짜 시간 덧셈 곱셈 · 이름 삼행시 · 이번 주 버킷리스트 -------------------- 128
32. 날짜 시간 덧셈 곱셈 · 만다라 색칠하기 · 마음을 위한 보약 ------------------ 132
33. 날짜 시간 덧셈 곱셈 · 이런저런 단어 만들기 · 숫자 읽고 계산하기-------------- 136
34. 날짜 시간 덧셈 곱셈 · 재미있는 스도쿠 · 마음을 위한 보약 ------------------ 140
35. 날짜 시간 덧셈 곱셈 · 글 속의 별자리 ------------------------------------ 144

Week 8

36. 날짜 시간 덧셈 곱셈 · 수수께끼 사칙연산· 이번 주 버킷리스트 -------------- 148
37. 날짜 시간 덧셈 곱셈 · 꼬불꼬불 미로찾기 · 마음을 위한 보약 ---------------- 152
38. 날짜 시간 덧셈 곱셈 · 사자성어 가로세로 연산 · 마음을 위한 보약 ---------- 156
39. 날짜 시간 덧셈 곱셈 · 가로세로 십자말 ------------------------------------ 160
40. 날짜 시간 덧셈 곱셈 · 로꾸거 시 읽고 쓰기 -------------------------------- 164

1 날짜 시간 덧셈 곱셈

월   일

지남력
연산능력
작업기억력

1. **가운데 표 첫째 줄에 연도를 쓰고, 둘째 줄에 날짜, 셋째 줄에 현재 시각을 씁니다.**
   이때 날짜와 시각이 한 자리 숫자면 0을 넣어 두 자리로 씁니다.
   (예: 6월 1일인 경우 0601, 오후 2시 5분인 경우 1405)

2. **표의 숫자에 대해서 1단계 연산을 하여 결과값을 씁니다.**
   가로 연산: 가로줄의 4개 숫자를 모두 더하여 오른쪽 빈칸에 쓰고, 모두 곱하여 왼쪽 빈칸에 씁니다. 이때 곱셈에서 0은 1로 변경하여 곱합니다.
   세로 연산: 세로줄의 3개 숫자를 모두 더하여 아래쪽 빈칸에 쓰고, 모두 곱하여 위쪽 빈칸에 씁니다. 이때 곱셈에서 0은 1로 변경하여 곱합니다.

3. **1단계의 결과값에 대해서 2단계 연산을 하고 결과값을 씁니다.**
   오른쪽 3개 결과값을 곱하여 오른쪽 끝 빈칸에 쓰고, 왼쪽 3개 결과값을 더하여 왼쪽 끝 빈칸에 씁니다. 아래쪽 4개 결과값을 곱하여 아래 끝 빈칸에 쓰고, 위쪽 4개 결과값을 더하여 위쪽 끝 빈칸에 씁니다. 이때 곱셈에서 0은 1로 변경하여 곱합니다.

[활동 예시]

2022년 1월 2일 오후 1시 56분인 경우 2022, 0102, 1356을 다음같이 가운데 표에 적습니다.

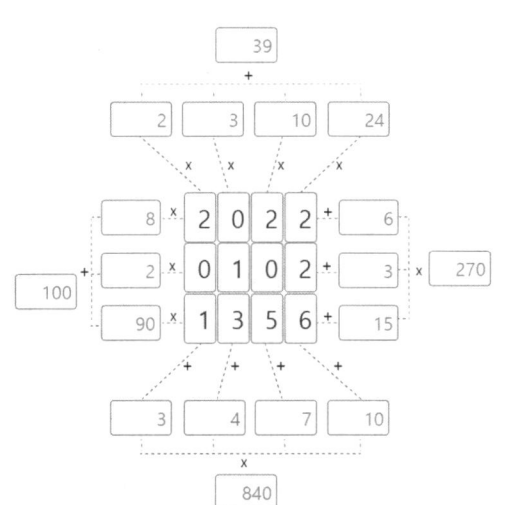

1단계 연산의 가로 연산을 다음과 같이 합니다.
2+0+2+2=6, 0+1+0+2=3, 1+3+5+6=15
2×1×2×2=8, 1×1×1×2=2, 1×3×5×6=90

1단계 연산의 세로 연산을 다음과 같이 합니다.
2+0+1=3, 0+1+3=4, 2+0+5=7, 2+2+6=10
2×1×1=2 , 1×1×3=3, 2×1×5=10, 2×2×6=24

2단계 연산은 다음과 같이 합니다.다.
6× 3 ×15 = 270, 8+2+90=100
3×4×7×10 = 840, 2+3+10+24 = 39

- 1 -

현재 날짜와 시각을 사용하여 '날짜 시간 덧셈 곱셈' 활동을 합니다.

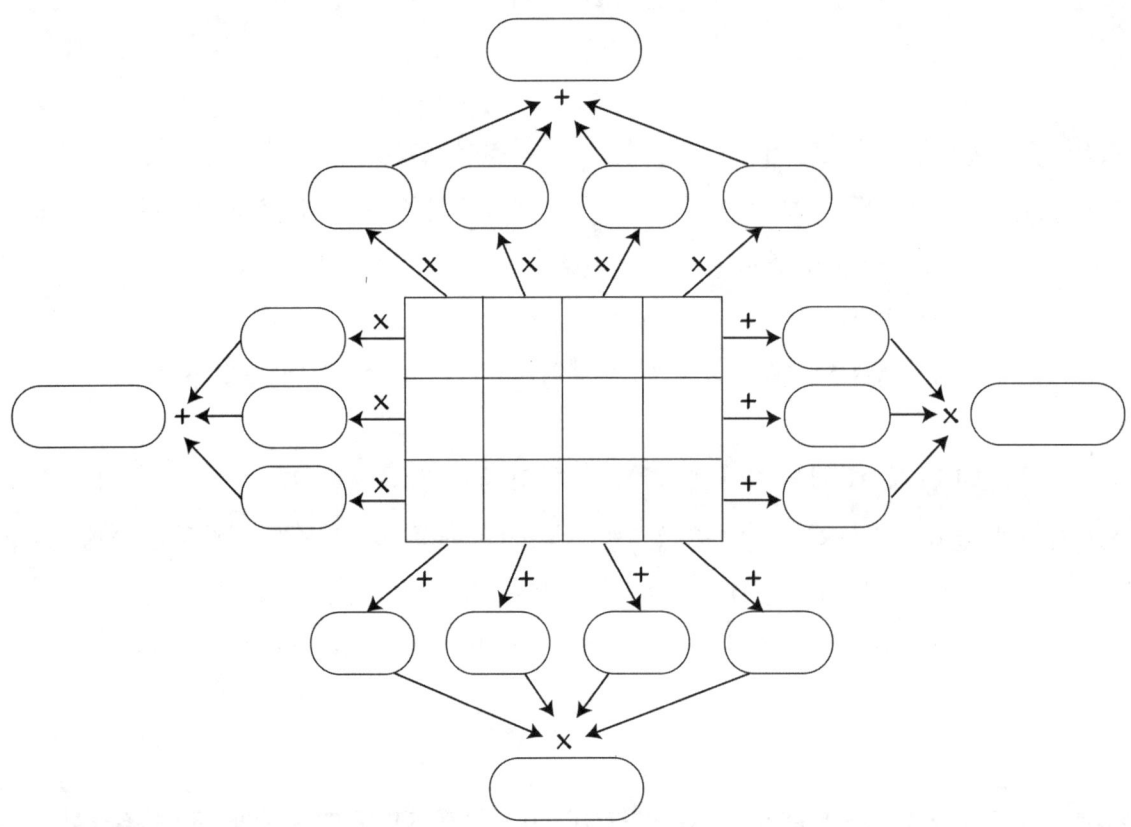

주렁주렁 끝말잇기

주의집중
언어표현
단어구성

처음 주어진 단어의 마지막 문자로 시작하는 단어를 사용하여 끝말잇기를 합니다. 다음의 <보기>처럼 할 수 있는 만큼 계속해 봅니다.

<보기>
잉어 → 어부 → 부자 → 자동차 → 차양 → 양장피 → 피망 → 망치 → …

대전 → ( ) → ( ) → ( ) → ( ) →
( ) → ( ) → ( ) → ( )

제주 → ( ) → ( ) → ( ) → ( ) →
( ) → ( ) → ( ) → ( )

수원 → ( ) → ( ) → ( ) → ( ) →
( ) → ( ) → ( ) → ( )

군산 → ( ) → ( ) → ( ) → ( ) →
( ) → ( ) → ( ) → ( )

예시답안 참조

 # 이번 주 버킷리스트

| 주의집중 |
| 언어표현 |
| 계획성 |

이번 주 하고 싶은 일을 5가지만 생각해서 씁니다.

1.

2.

3.

4.

5.

[예시답안]

각자 생각에 따라 다른 답안이 나올 수 있습니다.

대<u>전</u> → (전화) → (화물) → (물질) → (질산) →
(산수) → (수학) → (학자) → (자손)

제<u>주</u> → (주사위) → (위장약) → (약속) → (속담) →
(담화) → (화수분) → (분수) → (수사)

수<u>원</u> → (원시인) → (인간) → (간장) → (장국) →
(국수) → (수염) → (염치) → (치약)

군<u>산</u> → (산화) → (화산) → (산성) → (성지) →
(지문) → (문상) → (상처) → (처마)

2 날짜 시간 덧셈 곱셈

월   일

지남력
연산능력
작업기억력

1. **가운데 표 첫째 줄에 연도를 쓰고, 둘째 줄에 날짜, 셋째 줄에 현재 시각을 씁니다.**
   이때 날짜와 시각이 한 자리 숫자면 0을 넣어 두 자리로 씁니다.
   (예: 6월 1일인 경우 때 0601, 오후 2시 5분인 경우 1405)

2. **표의 숫자에 대해서 1단계 연산을 하여 결과값을 씁니다.**
   가로 연산: 가로줄의 4개 숫자를 모두 더하여 오른쪽 빈칸에 쓰고, 모두 곱하여
   왼쪽 빈칸에 씁니다. 이때 곱셈에서 0은 1로 변경하여 곱합니다.

   세로 연산: 세로줄의 3개 숫자를 모두 더하여 아래쪽 빈칸에 쓰고, 모두 곱하여
   위쪽 빈칸에 씁니다. 이때 곱셈에서 0은 1로 변경하여 곱합니다.

3. **1단계의 결과값에 대해서 2단계 연산을 하고 결과값을 씁니다.**
   오른쪽 3개 결과값을 곱하여 오른쪽 끝 빈칸에 쓰고, 왼쪽 3개 결과값을 더하여 왼쪽 끝
   빈칸에 씁니다. 아래쪽 4개 결과값을 곱하여 아래 끝 빈칸에 쓰고, 위쪽 4개
   결과값을 더하여 위쪽 끝 빈칸에 씁니다. 이때 곱셈에서 0은 1로 변경하여 곱합니다.

[활동 예시]

2022년 1월 2일 오후 1시 56분인 경우 2022, 0102, 1356을 다음같이 가운데 표에 적습니다.

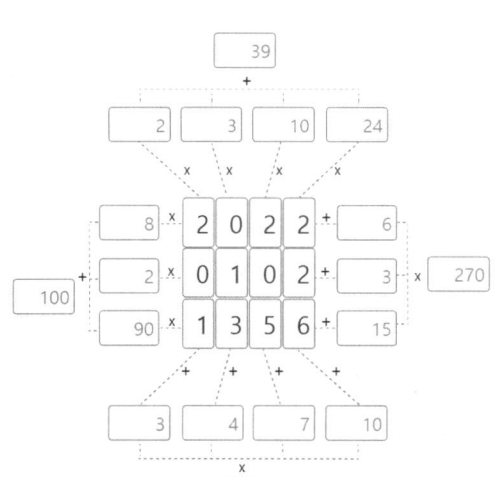

1단계 연산의 가로 연산을 다음과 같이 합니다.
2+0+2+2= 6, 0+1+0+2=3, 1+3+5+6=15
2×1×2×2=8, 1×1×1×2=2, 1×3×5×6=90

1단계 연산의 세로 연산을 다음과 같이 합니다.
2+0+1=3, 0+1+3=4, 2+0+5=7, 2+2+6=10
2×1×1=2 1×1×3=3, 2×1×5=10, 2×2×6=24

2단계 연산은 다음과 같이 합니다.
6 × 3 ×15 = 270, 8+2+90=100
3 ×4 ×7 × 10 = 840, 2+3+10+24 = 39

현재 날짜와 시각을 사용하여 '날짜 시간 덧셈 곱셈' 활동을 합니다.

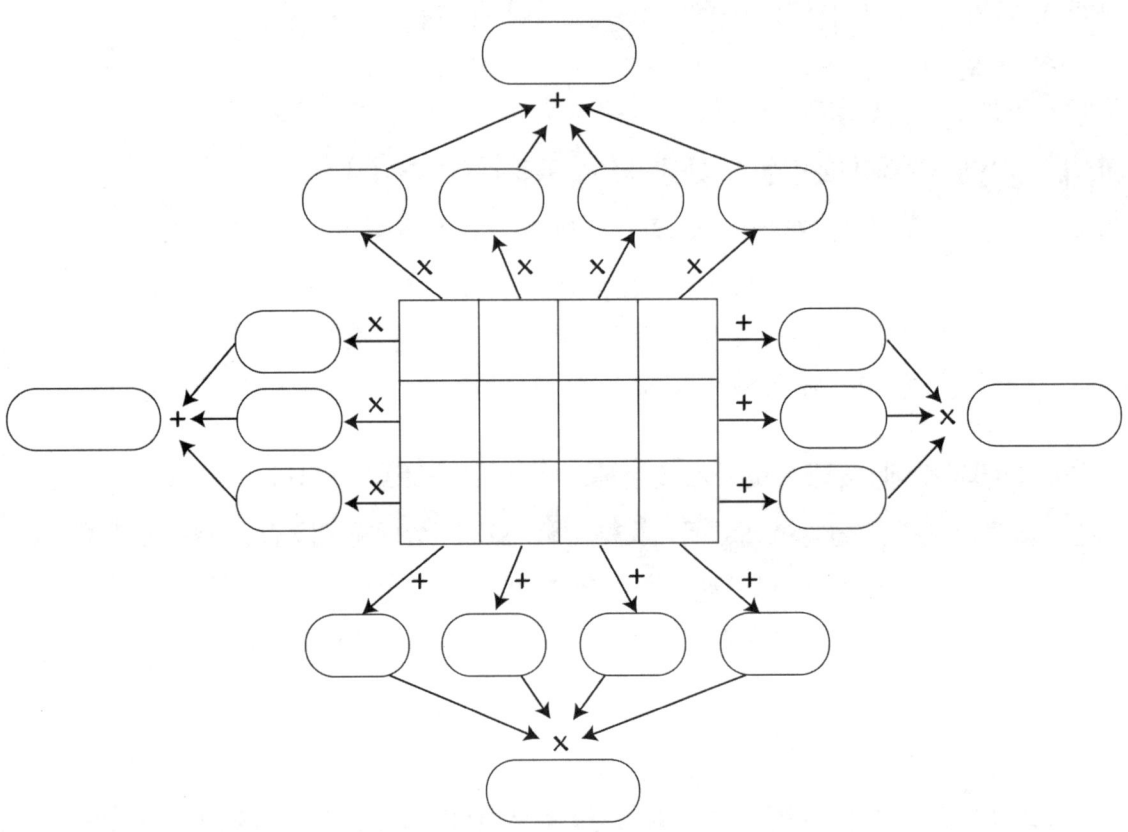

2 그림 속 다른 부분

주의집중
언어표현
소근육운동

위쪽 그림에 아래쪽 그림과 다른 부분을 찾아 표시하고 개수를 셉니다.

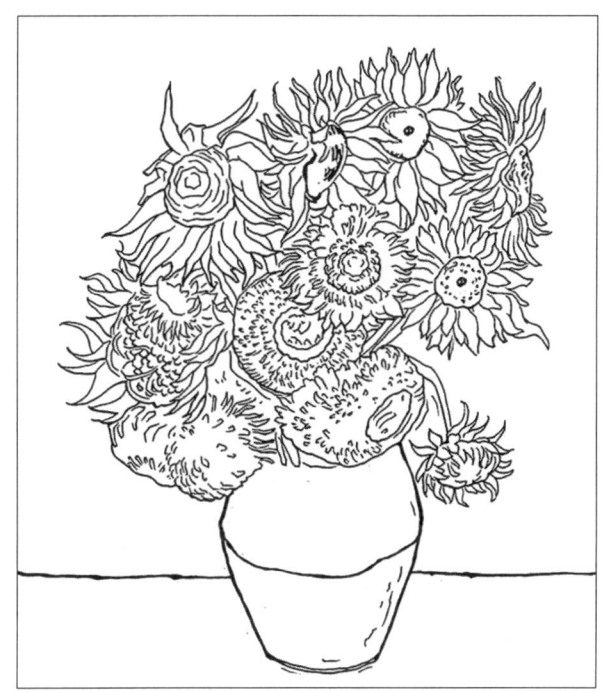

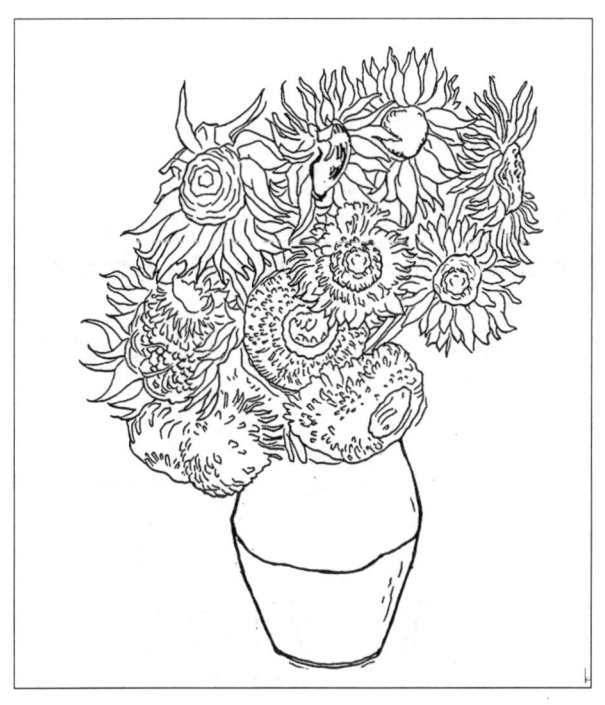

예시답안 참조

반 고흐의 '해바라기' 작품을 생각하며 나만의 '해바라기' 작품으로 색칠해 보고, '해바라기' 각 글자를 시작 글자로 하여 4행시를 지어봅니다.

해:　　　　　　　　　　　　바:
라:　　　　　　　　　　　　기:

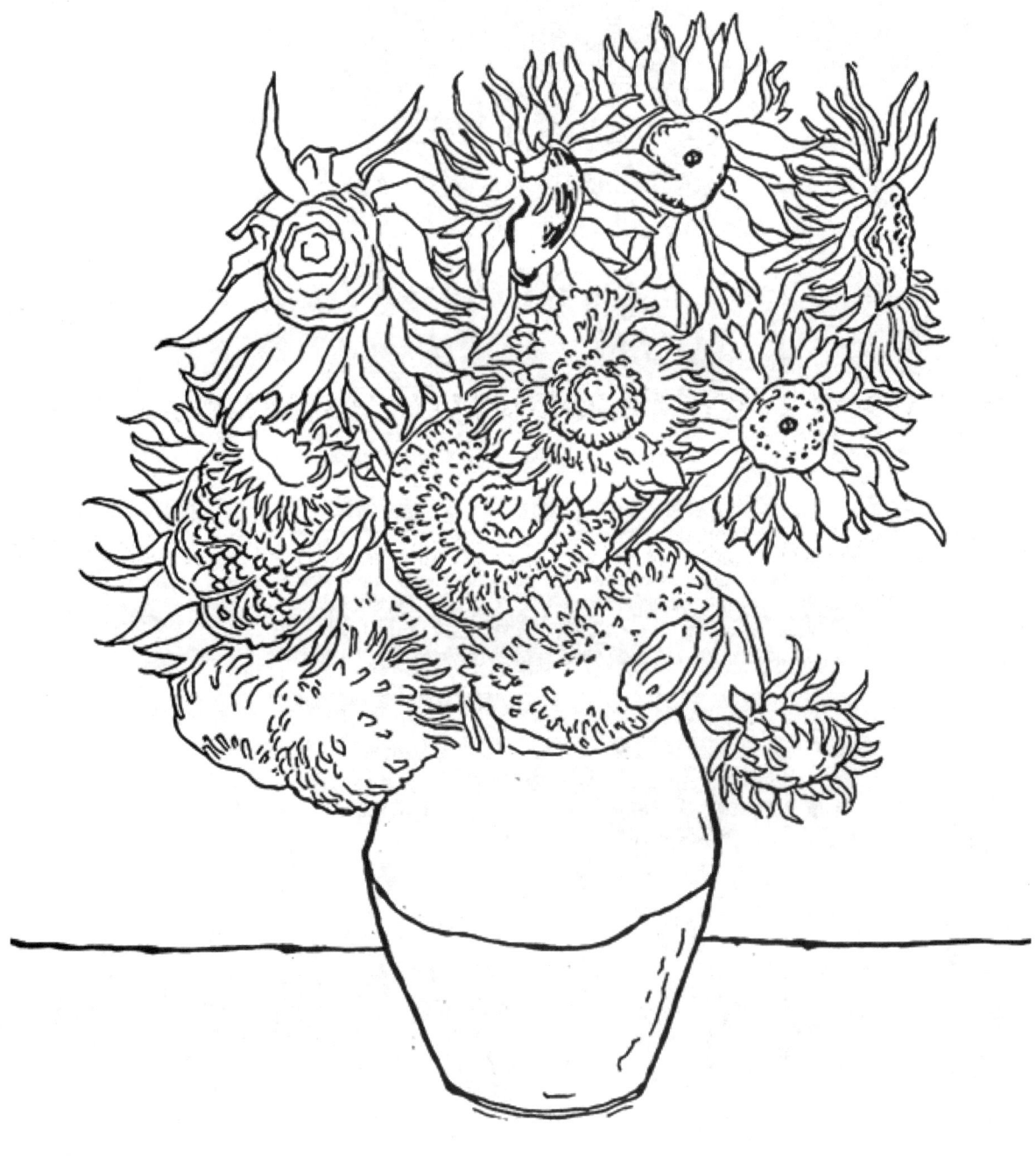

마음을 위한 보약

주의집중
언어이해
소근육운동

문장을 천천히 읽고 글자를 따라 써 봅니다.

공자가 말하였다. "착한 일을 하는 사람에게는 하늘이 복을 갚고 착하지 않은 일을 하는 사람에게는 하늘이 재앙으로 갚는다."

출처: 논어

위의 글을 그대로 다시 적어봅니다.

[예시답안]

두 이미지에서 총 7곳이 다릅니다.

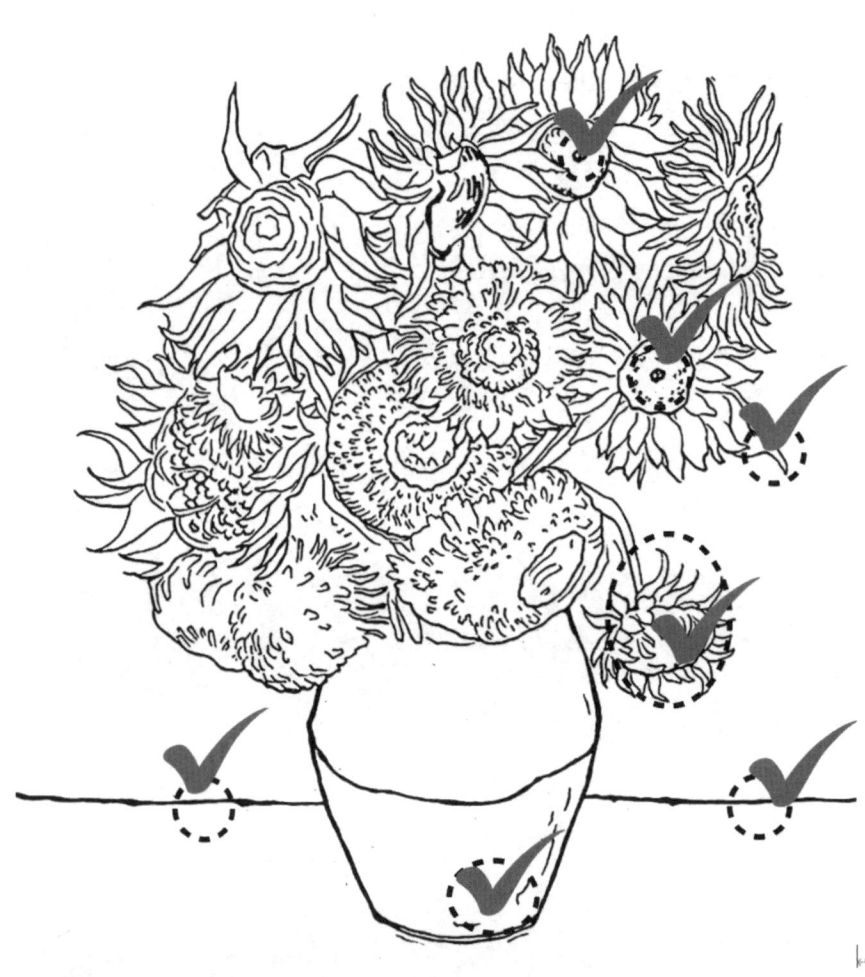

3 날짜 시간 덧셈 곱셈

월   일

지남력
연산능력
작업기억력

1. **가운데 표 첫째 줄에 연도를 쓰고, 둘째 줄에 날짜, 셋째 줄에 현재 시각을 씁니다.**
   이때 날짜와 시각이 한 자리 숫자면 0을 넣어 두 자리로 씁니다.
   (예: 6월 1일인 경우 0601, 오후 2시 5분인 경우 1405)

2. **표의 숫자에 대해서 1단계 연산을 하여 결과값을 씁니다.**
   가로 연산: 가로줄의 4개 숫자를 모두 더하여 오른쪽 빈칸에 쓰고, 모두 곱하여 왼쪽 빈칸에 씁니다. 이때 곱셈에서 0은 1로 변경하여 곱합니다.
   세로 연산: 세로줄의 3개 숫자를 모두 더하여 아래쪽 빈칸에 쓰고, 모두 곱하여 위쪽 빈칸에 씁니다. 이때 곱셈에서 0은 1로 변경하여 곱합니다.

3. **1단계의 결과값에 대해서 2단계 연산을 하고 결과값을 씁니다.**
   오른쪽 3개 결과값을 곱하여 오른쪽 끝 빈칸에 쓰고, 왼쪽 3개 결과값을 더하여 왼쪽 끝 빈칸에 씁니다. 아래쪽 4개 결과값을 곱하여 아래 끝 빈칸에 쓰고, 위쪽 4개 결과값을 더하여 위쪽 끝 빈칸에 씁니다. 이때 곱셈에서 0은 1로 변경하여 곱합니다.

[활동 예시]

2022년 1월 2일 오후 1시 56분인 경우 2022, 0102, 1356을 다음같이 가운데 표에 적습니다.

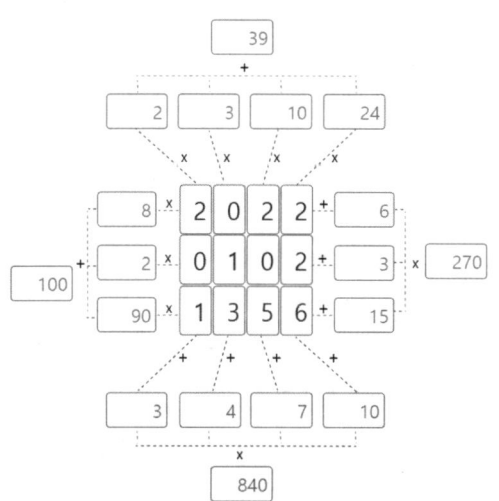

1단계 연산의 가로 연산을 다음과 같이 합니다.
2+0+2+2= 6, 0+1+0+2=3, 1+3+5+6=15
2×1×2×2=8, 1×1×1×2=2, 1×3×5×6=90

1단계 연산의 세로 연산을 다음과 같이 합니다.
2+0+1=3, 0+1+3=4, 2+0+5=7, 2+2+6=10
2×1×1=2 1×1×3=3, 2×1×5=10, 2×2×6=24

2단계 연산은 다음과 같이 합니다.
6 × 3 ×15 = 270, 8+2+90=100
3 × 4 × 7 × 10 = 840, 2+3+10+24 = 39

현재 날짜와 시각을 사용하여 '날짜 시간 덧셈 곱셈' 활동을 합니다.

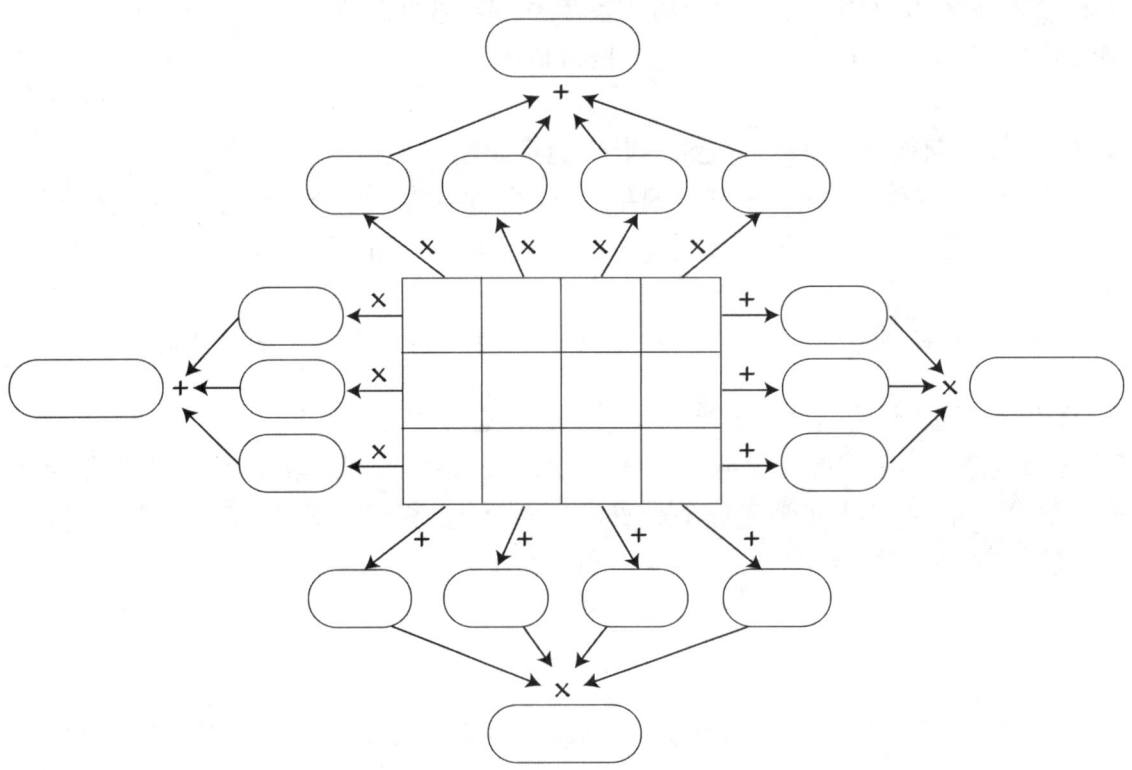

3 이런저런 단어 만들기

주의집중
언어표현
단어구성

1. 글자재료에 주어진 문장들에 등장하는 글자들만 사용하여 2글자 단어, 3글자 이상 단어를 만듭니다.
2. 글자재료에 있는 글자들을 사용하여 문장을 만듭니다.

글자재료	동작은 결코 거짓말을 하지 않는다. 그것은 영혼의 기후 상태를 말해주는 기압계이다. - 마사 그레이엄 -
2글자 단어	
3글자 이상 단어	
문장	

주사위 덧셈 곱셈

주의집중
상황유추
연산능력

4개의 주사위를 굴려 다음과 같은 계산식이 나왔습니다. 주사위 숫자를 읽고 연산하여 결과값을 빈 주사위 안에 적습니다.

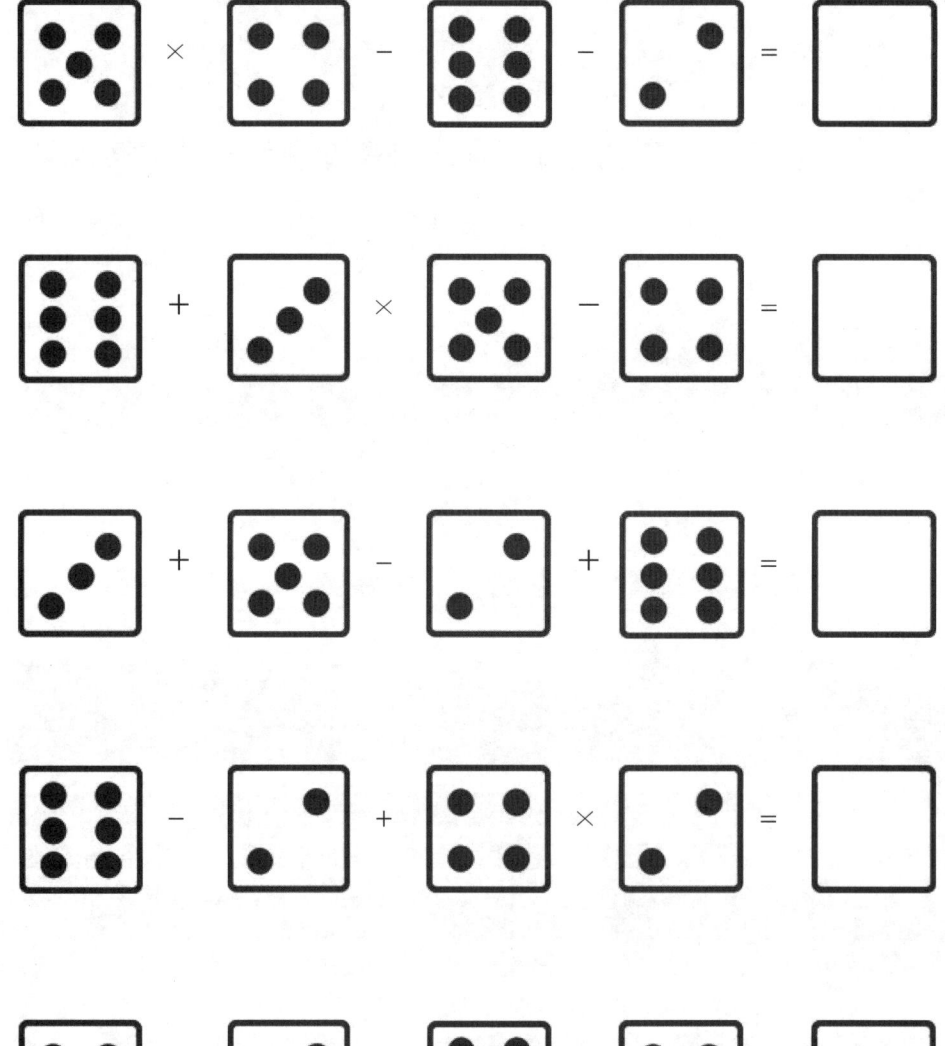

예시답안 참조

[예시답안]

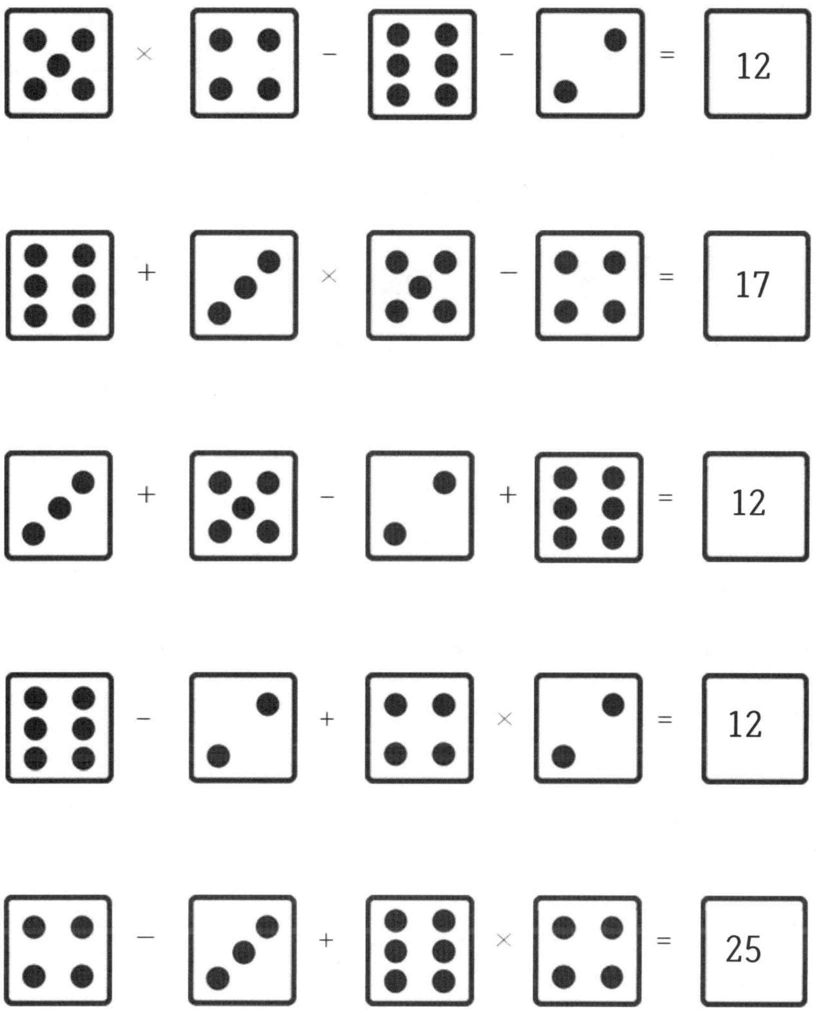

⚄ × ⚃ − ⚅ − ⚁ = 12

⚅ + ⚂ × ⚄ − ⚃ = 17

⚂ + ⚄ − ⚁ + ⚅ = 12

⚅ − ⚁ + ⚃ × ⚁ = 12

⚃ − ⚂ + ⚅ × ⚃ = 25

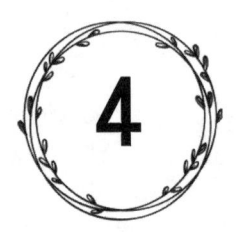

4 날짜 시간 덧셈 곱셈

월   일

지남력
연산능력
작업기억력

1. **가운데 표 첫째 줄에 연도를 쓰고, 둘째 줄에 날짜, 셋째 줄에 현재 시각을 씁니다.**
   이때 날짜와 시각이 한 자리 숫자면 0을 넣어 두 자리로 씁니다.
   (예: 6월 1일인 경우 0601, 오후 2시 5분인 경우 1405)

2. **표의 숫자에 대해서 1단계 연산을 하여 결과값을 씁니다.**
   가로 연산: 가로줄의 4개 숫자를 모두 더하여 오른쪽 빈칸에 쓰고, 모두 곱하여 왼쪽 빈칸에 씁니다. 이때 곱셈에서 0은 1로 변경하여 곱합니다.
   세로 연산: 세로줄의 3개 숫자를 모두 더하여 아래쪽 빈칸에 쓰고, 모두 곱하여 위쪽 빈칸에 씁니다. 이때 곱셈에서 0은 1로 변경하여 곱합니다.

3. **1단계의 결과값에 대해서 2단계 연산을 하고 결과값을 씁니다.**
   오른쪽 3개 결과값을 곱하여 오른쪽 끝 빈칸에 쓰고, 왼쪽 3개 결과값을 더하여 왼쪽 끝 빈칸에 씁니다. 아래쪽 4개 결과값을 곱하여 아래 끝 빈칸에 쓰고, 위쪽 4개 결과값을 더하여 위쪽 끝 빈칸에 씁니다. 이때 곱셈에서 0은 1로 변경하여 곱합니다.

현재 날짜와 시각을 사용하여 '날짜 시간 덧셈 곱셈' 활동을 합니다.

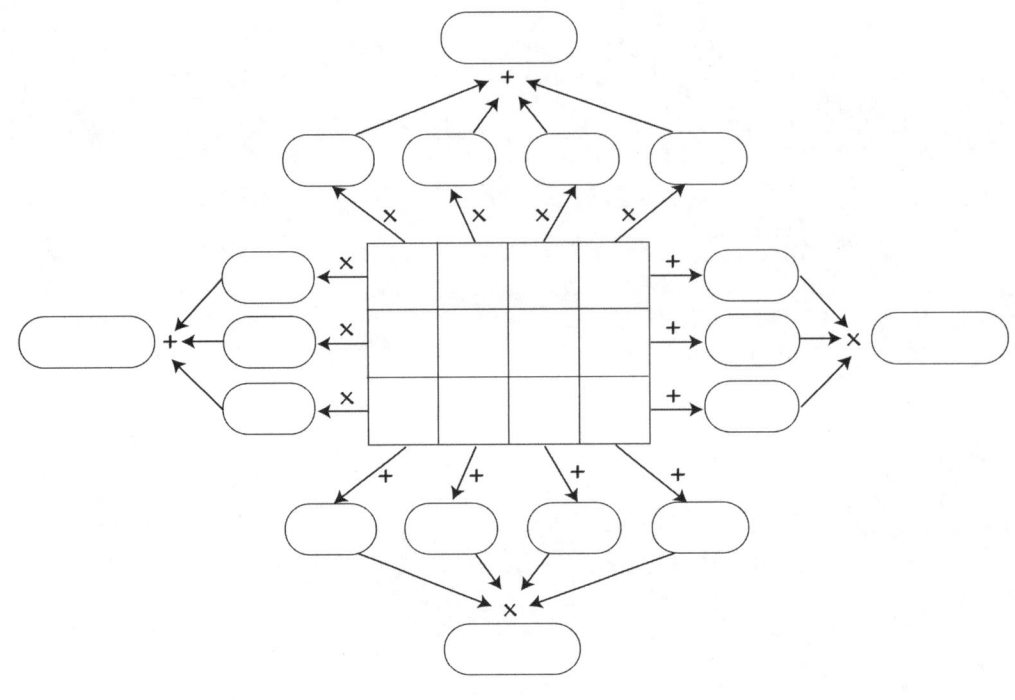

4　다른 모양 찾기

주의집중 전두엽기능 기억력

모양이 다른 보석을 찾아서 동그라미 표시합니다.

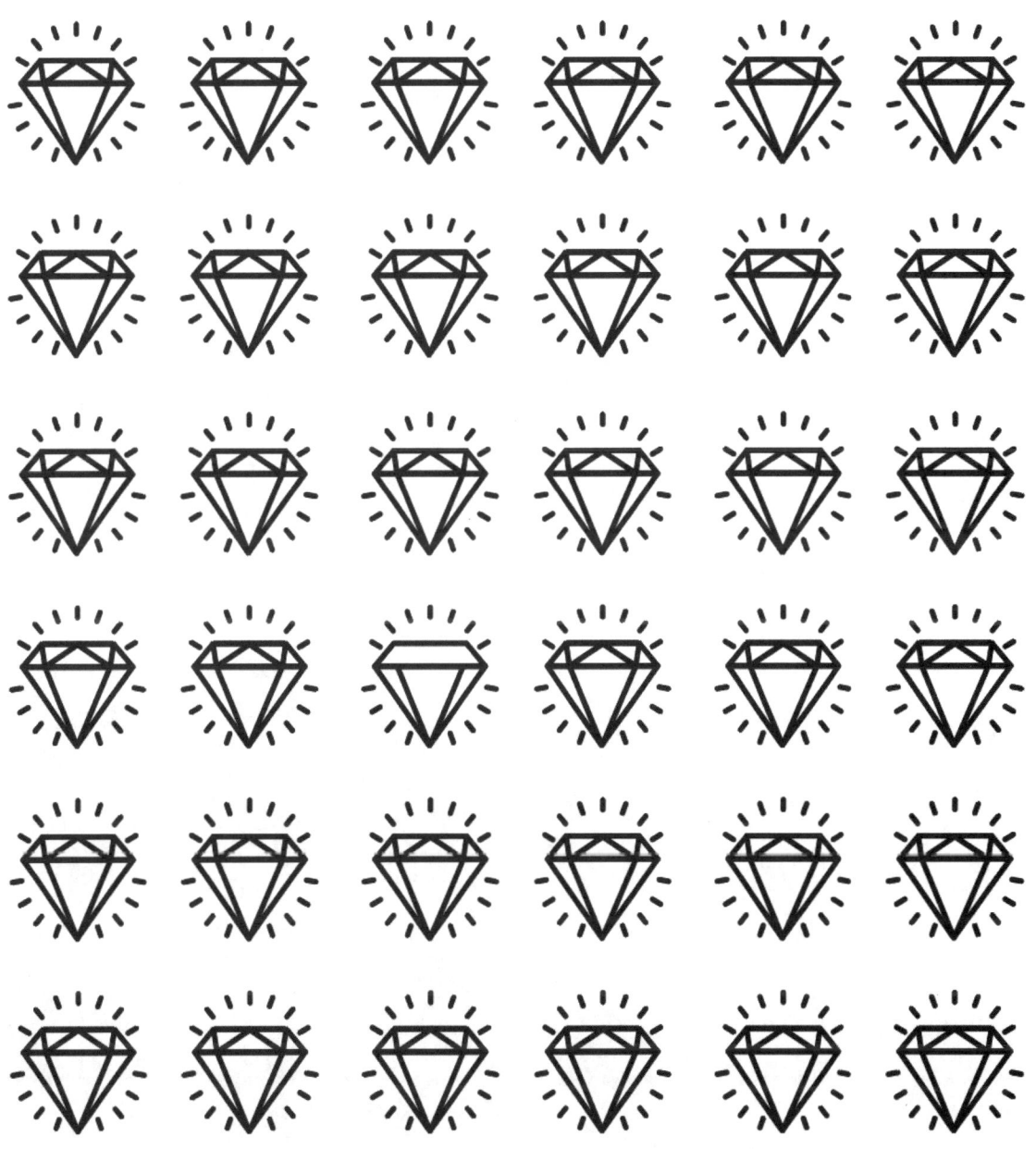

예시답안 참조

4 마음을 위한 보약

주의집중
언어이해
소근육운동

문장을 천천히 읽고 글자를 따라 써 봅니다.

복이 있거든 항상 스스로 아끼고, 권세가 있거든 항상 몸소 삼가라, 인생에서 교만과 사치는 시작은 있으나 끝이 없음이 많으니라.

출처: 명심보감

위의 글을 그대로 다시 적어봅니다.

[예시답안]

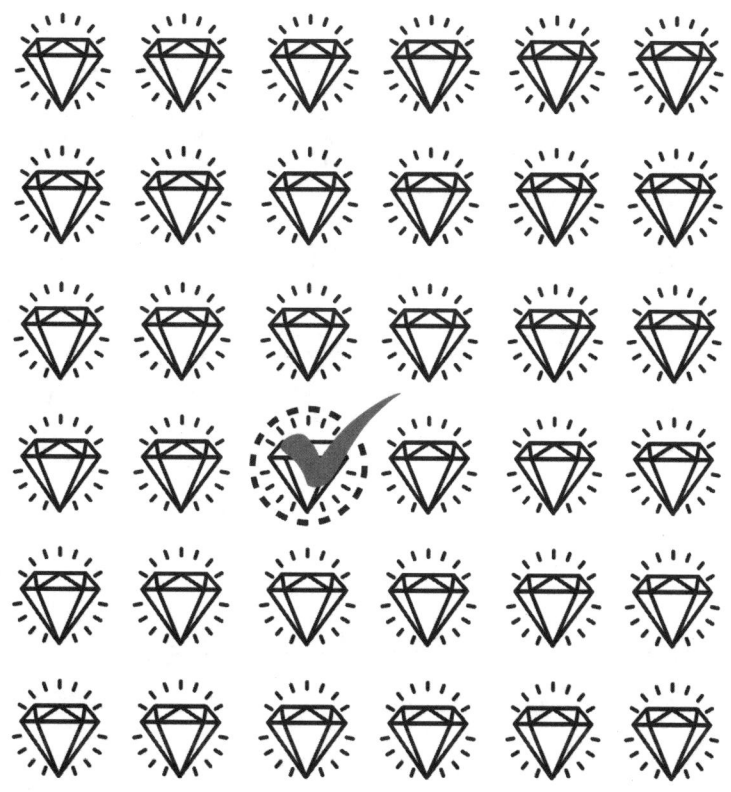

- 21 -

날짜 시간 덧셈 곱셈

월   일

지남력
연산능력
작업기억력

1. **가운데 표 첫째 줄에 연도를 쓰고, 둘째 줄에 날짜, 셋째 줄에 현재 시각을 씁니다.**
   이때 날짜와 시각이 한 자리 숫자면 0을 넣어 두 자리로 씁니다.
   (예: 6월 1일인 경우 때 0601, 오후 2시 5분인 경우 1405)

2. **표의 숫자에 대해서 1단계 연산을 하여 결과값을 씁니다.**
   가로 연산: 가로줄의 4개 숫자를 모두 더하여 오른쪽 빈칸에 쓰고, 모두 곱하여 왼쪽 빈칸에 씁니다. 이때 곱셈에서 0은 1로 변경하여 곱합니다.
   세로 연산: 세로줄의 3개 숫자를 모두 더하여 아래쪽 빈칸에 쓰고, 모두 곱하여 위쪽 빈칸에 씁니다. 이때 곱셈에서 0은 1로 변경하여 곱합니다.

3. **1단계의 결과값에 대해서 2단계 연산을 하고 결과값을 씁니다.**
   오른쪽 3개 결과값을 곱하여 오른쪽 끝 빈칸에 쓰고, 왼쪽 3개 결과값을 더하여 왼쪽 끝 빈칸에 씁니다. 아래쪽 4개 결과값을 곱하여 아래 끝 빈칸에 쓰고, 위쪽 4개 결과값을 더하여 위쪽 끝 빈칸에 씁니다. 이때 곱셈에서 0은 1로 변경하여 곱합니다.

현재 날짜와 시각을 사용하여 '날짜 시간 덧셈 곱셈' 활동을 합니다.

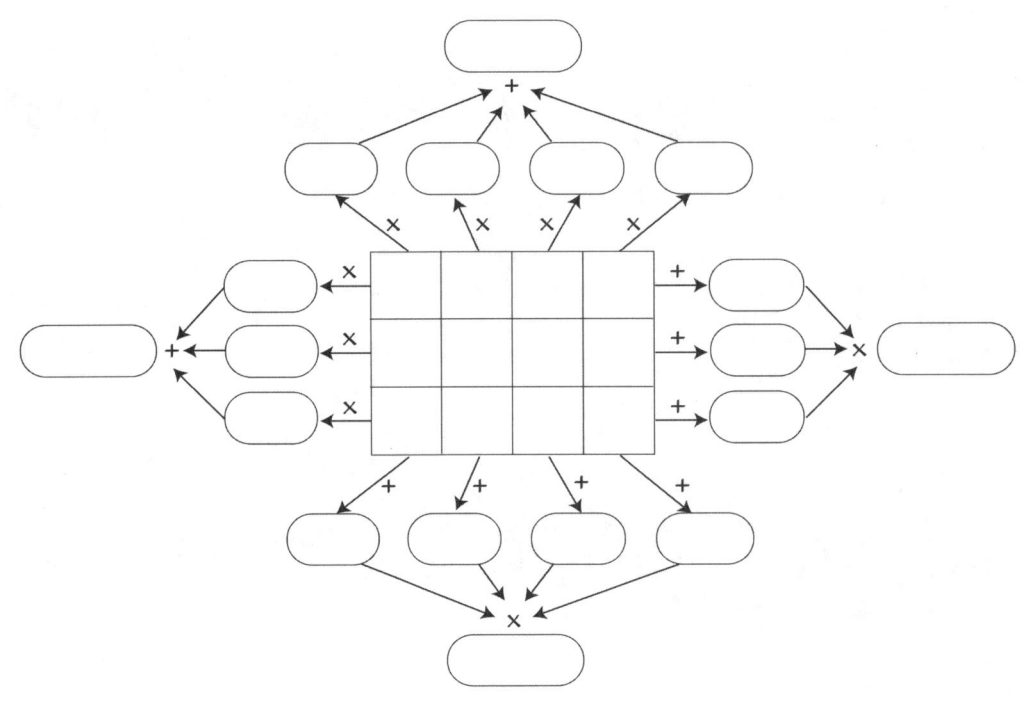

- 22 -

5 글 속의 별자리

주의집중
언어이해
기억력

아래 글을 읽으면서 글자 '이'를 찾아 별을 그립니다.

치매 환자의 수집벽과 숨기기

치매 환자 중에서 자기 것만 아니라 남의 물건을 몰래 모으는 분들이 있습니다. 그분들은 남의 것을 가져오면 안 된다는 것을 잊어버린 것입니다. 대개 이렇게 가져온 물건은 쓸데없는 것입니다. 훔치는 것 아니라 모으는 것입니다. 치매 환자들은 이러한 물건들을 자기 것으로 생각하고 또 값어치가 있는 것으로 생각합니다. 치매 환자들은 휴지, 연필, 펜, 수저 등 들어갈 수 있는 것을 호주머니에 집어넣습니다. 혹시 수집벽이 의심되면 환자의 감정이 상하지 않도록 규칙적으로 조심스럽게 조사합니다.

그리고 치매 환자는 종종 본인이나 타인의 물건을 몰래 숨기기도 합니다. 예를 들면, 열쇠를 화분에다 숨기고 기억하지 못해 사방을 뒤지다 우연히 화분에서 발견하기도 합니다. 이런 행동은 두려움과 기억이 손상되어 나타나는 증상입니다. 치매 환자는 물건을 어디에 두었는지 기억하지 못합니다. 그래서 자꾸 물어보아도 도움이 되지 못합니다. 이러한 경우를 대비하여 열쇠나 기타 중요한 것을 몇 개 여분으로 만들어 따로 두는 것이 좋습니다.

다른 예로, 친구 집에 방문하고 돌아왔는데 환자의 주머니에서 그 집의 물건을 발견하여 당황할 수도 있습니다. 이런 행동이 의심되면 방문한 장소를 떠나기 전에 돌봐주는 분들이 미리 점검해 드리는 것이 좋습니다. 병 때문에 발생한 행위이므로 아무도 나쁘게 생각하지는 않을 것입니다. 환자를 점검할 때는 유머와 재치를 섞어서 환자의 감정을 상하지 않도록 조심합니다. 예를 들어 함께 활동을 하다가 가위와 펜을 사용했는데 하나가 없어졌다면 조용히 "어머니 호주머니에 무슨 좋은 것이 있지 않아요?"라고 물어보며 호주머니를 살핍니다. 물건이 나오면 "저기다 놔둘까요?" 하면 환자는 호의적으로 되며 이러한 사실을 잊어버립니다. 환자가 물건을 숨기고 모으는 것은 해로운 행동이 아닙니다. 자연스럽게 잘 대응하는 것이 중요합니다.

참고자료: '치매 간병의 지혜' 정수경외 저, 메디시언

1. 앞 페이지에서 그려진 별 중에서 10개 정도 선택하여 선으로 이어서 도형을 그립니다.
2. 그린 도형을 기억하여 아래의 공간에 옮겨 그립니다.
3. 옮겨 그린 도형을 잘 관찰하고 연상되는 이미지를 그려 나만의 별자리를 완성합니다. 그리고 별자리 이름을 붙입니다.

별자리 이름 :

날짜 시간 덧셈 곱셈

월   일

지남력
연산능력
작업기억력

1. **가운데 표 첫째 줄에 연도를 쓰고, 둘째 줄에 날짜, 셋째 줄에 현재 시각을 씁니다.**
   이때 날짜와 시각이 한 자리 숫자면 0을 넣어 두 자리로 씁니다.
   (예: 6월 1일인 경우 0601, 오후 2시 5분인 경우 1405)

2. **표의 숫자에 대해서 1단계 연산을 하여 결과값을 씁니다.**
   가로 연산: 가로줄의 4개 숫자를 모두 더하여 오른쪽 빈칸에 쓰고, 모두 곱하여 왼쪽 빈칸에 씁니다. 이때 곱셈에서 0은 1로 변경하여 곱합니다.
   세로 연산: 세로줄의 3개 숫자를 모두 더하여 아래쪽 빈칸에 쓰고, 모두 곱하여 위쪽 빈칸에 씁니다. 이때 곱셈에서 0은 1로 변경하여 곱합니다.

3. **1단계의 결과값에 대해서 2단계 연산을 하고 결과값을 씁니다.**
   오른쪽 3개 결과값을 곱하여 오른쪽 끝 빈칸에 쓰고, 왼쪽 3개 결과값을 더하여 왼쪽 끝 빈칸에 씁니다. 아래쪽 4개 결과값을 곱하여 아래 끝 빈칸에 쓰고, 위쪽 4개 결과값을 더하여 위쪽 끝 빈칸에 씁니다. 이때 곱셈에서 0은 1로 변경하여 곱합니다.

현재 날짜와 시각을 사용하여 '날짜 시간 덧셈 곱셈' 활동을 합니다.

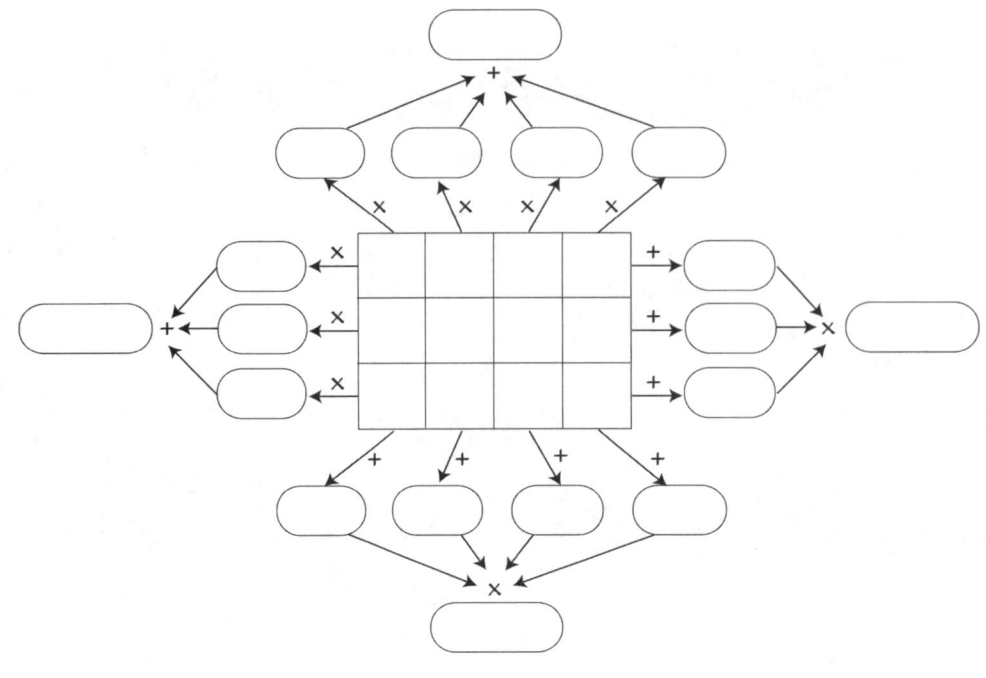

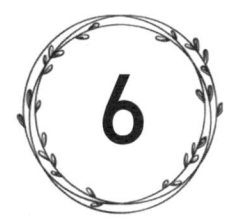

숨은 기호 찾기

주의집중
시지각
연상기능

Φ 기호를 모두 찾아서 색칠합니다.

θ	Ω	θ	Ω	Θ	Θ	θ	Ω	Θ	Ω	θ	Ω
Ω	Θ	Ω	Θ	Φ	Θ	Θ	Θ	Ω	Θ	Θ	Θ
Ω	θ	Φ	Φ	Φ	Φ	Φ	Ω	Φ	θ	Θ	Ω
Θ	Ω	Θ	Ω	Ω	Φ	θ	Ω	Φ	Ω	Θ	Θ
θ	Ω	Θ	Ω	Φ	Θ	Ω	θ	Φ	Φ	Θ	Θ
Θ	Θ	Ω	Φ	θ	Φ	Θ	Ω	Φ	Ω	Ω	Ω
Ω	Θ	Φ	Ω	Θ	Θ	Φ	Ω	Φ	θ	Θ	Θ
Ω	Θ	Ω	Θ	θ	Θ	Ω	θ	Ω	Ω	Ω	θ
Θ	θ	Θ	Φ	Φ	Φ	Φ	Φ	Θ	Ω	θ	Ω
Θ	Ω	Φ	Θ	θ	Ω	Θ	Ω	Φ	Θ	Θ	Θ
Ω	Θ	Θ	Φ	Φ	Φ	Φ	Φ	Θ	Θ	Θ	Θ
θ	Ω	Θ	Ω	Ω	Θ	Ω	Θ	Θ	θ	Ω	Ω

색칠하여 나온 글자로 시작하는 2글자 이상으로 구성된 단어 8개를 적습니다.

1.	5.
2.	6.
3.	7.
4.	8.

예시답안 참조

 **이번 주 버킷리스트** 주의집중 / 언어표현 / 계획성

이번 주 하고 싶은 일을 5가지만 생각해서 씁니다.

1.

2.

3.

4.

5.

[예시답안]

θ	Ω	θ	Ω	Θ	Θ	θ	Ω	Θ	Ω	θ	Ω
Ω	Θ	Ω	Θ	Φ	Θ	Θ	Θ	Ω	Θ	Θ	Θ
Ω	θ	Φ	Φ	Φ	Φ	Φ	Ω	Φ	θ	Θ	Ω
Θ	Ω	Θ	Ω	Ω	Φ	θ	Ω	Φ	Ω	Θ	Θ
θ	Ω	Θ	Ω	Φ	Θ	Ω	θ	Φ	Φ	Θ	Θ
Θ	Θ	Ω	Φ	θ	Φ	Θ	Ω	Φ	Ω	Ω	Ω
Ω	Θ	Φ	Ω	Θ	Θ	Φ	Ω	Φ	θ	Θ	Θ
Ω	Θ	Ω	Θ	θ	Θ	Ω	θ	Ω	Ω	Ω	θ
Θ	θ	Θ	Φ	Φ	Φ	Φ	Φ	Θ	Ω	θ	Ω
Θ	Ω	Φ	Θ	θ	Ω	Θ	Ω	Φ	Θ	Θ	Θ
Ω	Θ	Θ	Φ	Φ	Φ	Φ	Φ	Θ	Θ	Θ	Θ
θ	Ω	Θ	Ω	Ω	Θ	Ω	Θ	Θ	θ	Ω	Ω

'창'으로 시작하는 단어 예시

창문, 창조, 창작, 창틀, 창호지, 창포, 창고, 창건일 등

날짜 시간 덧셈 곱셈

월   일

지남력
연산능력
작업기억력

1. 가운데 표 첫째 줄에 연도를 쓰고, 둘째 줄에 날짜, 셋째 줄에 현재 시각을 씁니다.
   이때 날짜와 시각이 한 자리 숫자면 0을 넣어 두 자리로 씁니다.
   (예: 6월 1일인 경우 0601, 오후 2시 5분인 경우 1405)

2. **표의 숫자에 대해서 1단계 연산을 하여 결과값을 씁니다.**
   가로 연산: 가로줄의 4개 숫자를 모두 더하여 오른쪽 빈칸에 쓰고, 모두 곱하여 왼쪽 빈칸에 씁니다. 이때 곱셈에서 0은 1로 변경하여 곱합니다.
   세로 연산: 세로줄의 3개 숫자를 모두 더하여 아래쪽 빈칸에 쓰고, 모두 곱하여 위쪽 빈칸에 씁니다. 이때 곱셈에서 0은 1로 변경하여 곱합니다.

3. **1단계의 결과값에 대해서 2단계 연산을 하고 결과값을 씁니다.**
   오른쪽 3개 결과값을 곱하여 오른쪽 끝 빈칸에 쓰고, 왼쪽 3개 결과값을 더하여 왼쪽 끝 빈칸에 씁니다. 아래쪽 4개 결과값을 곱하여 아래 끝 빈칸에 쓰고, 위쪽 4개 결과값을 더하여 위쪽 끝 빈칸에 씁니다. 이때 곱셈에서 0은 1로 변경하여 곱합니다.

   현재 날짜와 시각을 사용하여 '날짜 시간 덧셈 곱셈' 활동을 합니다.

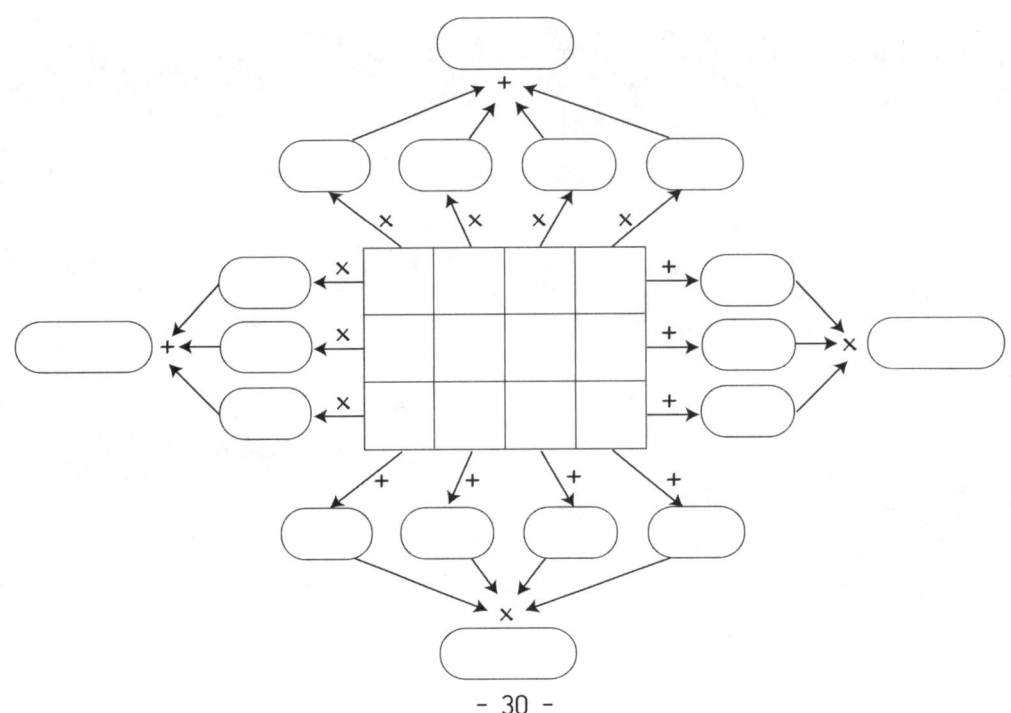

대칭 그림 완성하기

주의집중
시지각
작업기억

왼쪽 부분의 패턴을 그대로 오른쪽 부분에 대칭으로 그려 넣어 그림을 완성하고 색칠합니다. 그리고 완성된 이미지를 보고 떠오르는 제목을 붙여봅니다.

제 목 :

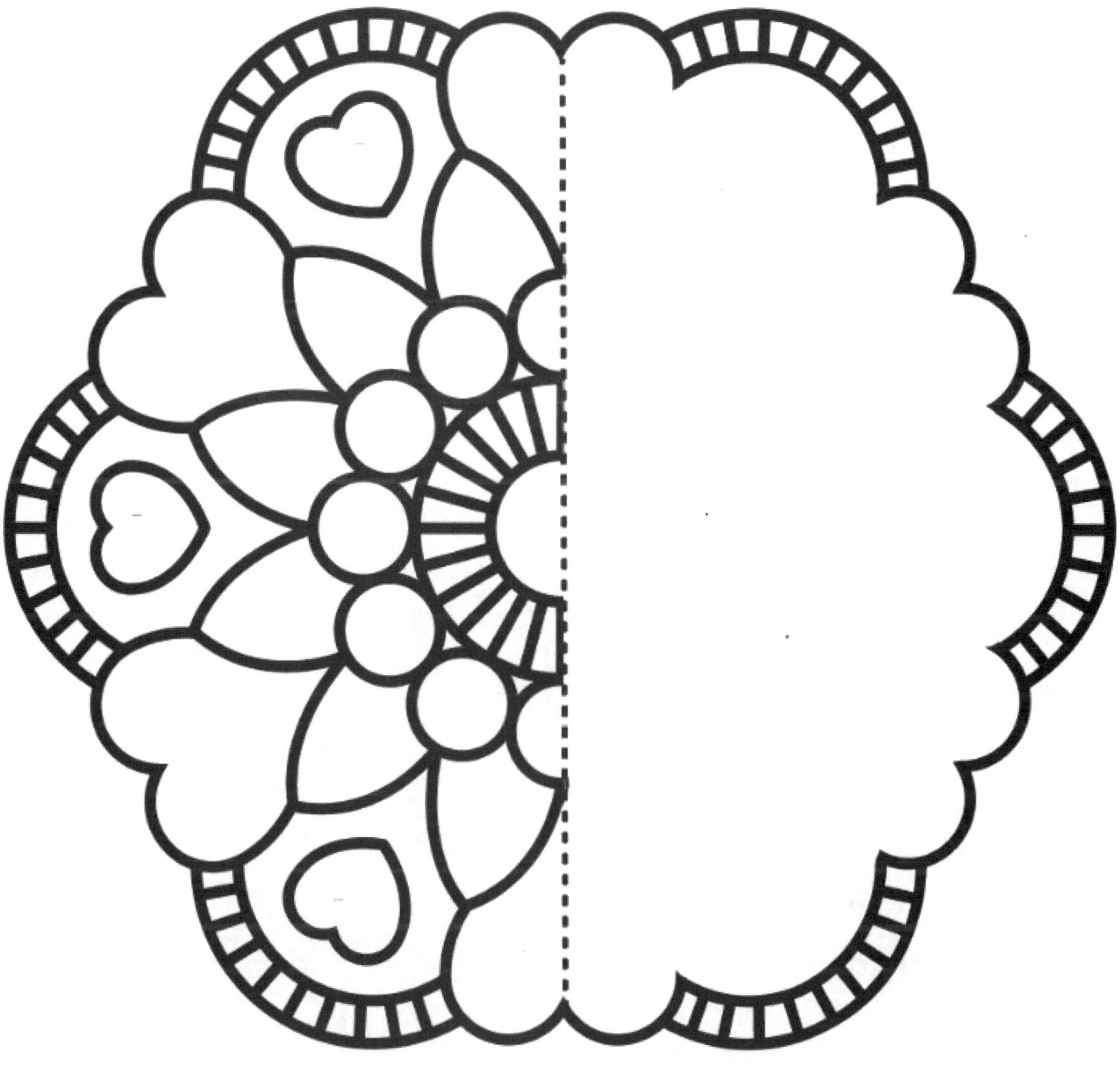

7 마음을 위한 보약

주의집중
언어이해
소근육운동

문장을 천천히 읽고 글자를 따라 써 봅니다.

남의 흉한 것을 민망히 여기고, 남의 선한 것을 즐거워하며, 남의 급한 것을 건지고, 남의 위태로움을 구제하라.

출처: 명심보감

위의 글을 그대로 다시 적어봅니다.

날짜 시간 덧셈 곱셈

월   일

지남력
연산능력
작업기억력

1. **가운데 표 첫째 줄에 연도를 쓰고, 둘째 줄에 날짜, 셋째 줄에 현재 시각을 씁니다.**
   이때 날짜와 시각이 한 자리 숫자면 0을 넣어 두 자리로 씁니다.
   (예: 6월 1일인 경우 0601, 오후 2시 5분인 경우 1405)

2. **표의 숫자에 대해서 1단계 연산을 하여 결과값을 씁니다.**
   가로 연산: 가로줄의 4개 숫자를 모두 더하여 오른쪽 빈칸에 쓰고, 모두 곱하여 왼쪽 빈칸에 씁니다. 이때 곱셈에서 0은 1로 변경하여 곱합니다.
   세로 연산: 세로줄의 3개 숫자를 모두 더하여 아래쪽 빈칸에 쓰고, 모두 곱하여 위쪽 빈칸에 씁니다. 이때 곱셈에서 0은 1로 변경하여 곱합니다.

3. **1단계의 결과값에 대해서 2단계 연산을 하고 결과값을 씁니다.**
   오른쪽 3개 결과값을 곱하여 오른쪽 끝 빈칸에 쓰고, 왼쪽 3개 결과값을 더하여 왼쪽 끝 빈칸에 씁니다. 아래쪽 4개 결과값을 곱하여 아래 끝 빈칸에 쓰고, 위쪽 4개 결과값을 더하여 위쪽 끝 빈칸에 씁니다. 이때 곱셈에서 0은 1로 변경하여 곱합니다.

   현재 날짜와 시각을 사용하여 '날짜 시간 덧셈 곱셈' 활동을 합니다.

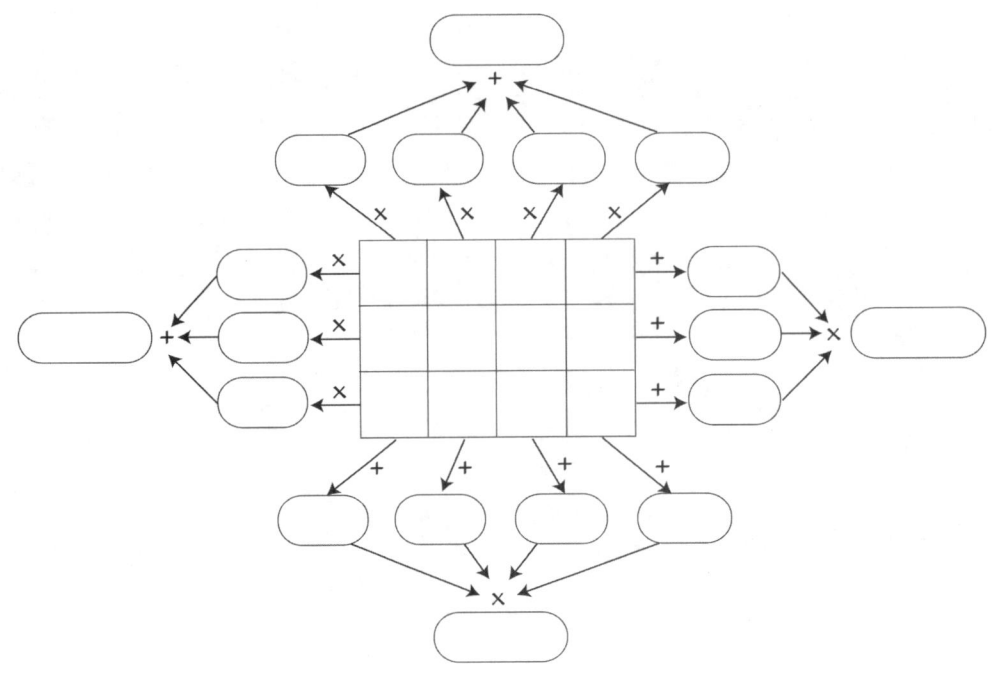

8 점 이어 그림 완성하기

주의집중
연상기능
소근육운동

화살표에서 시작하여 중간에 연필을 떼지 않고 한 번에 쭉 점선을 이어 그려서 완성합니다.

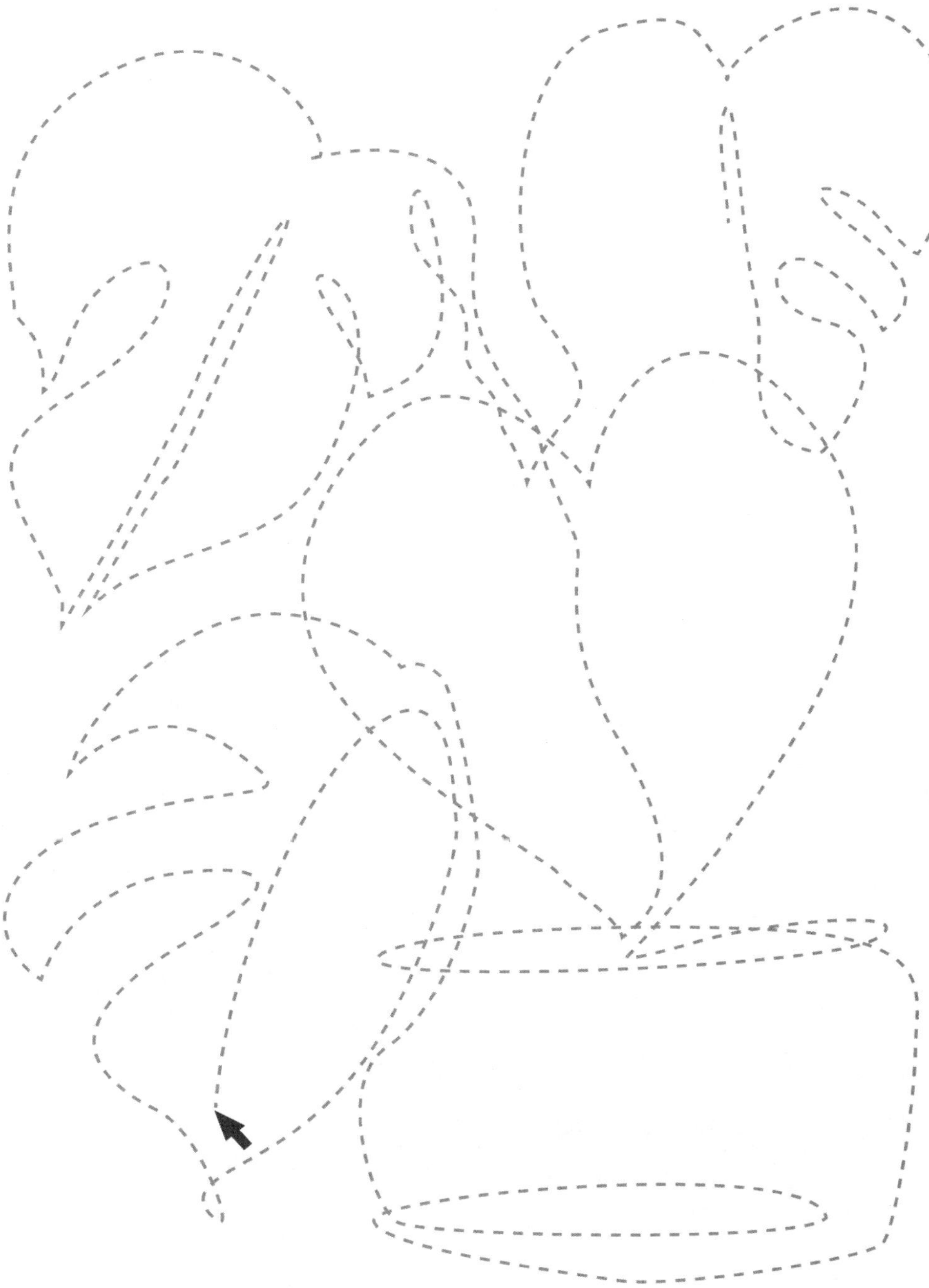

완성된 이미지는 화분입니다. 좋아하는 화분의 식물 이름을 적어보고 기억나는 이야기를 적어봅니다.

제목 / 기억나는 이야기 :

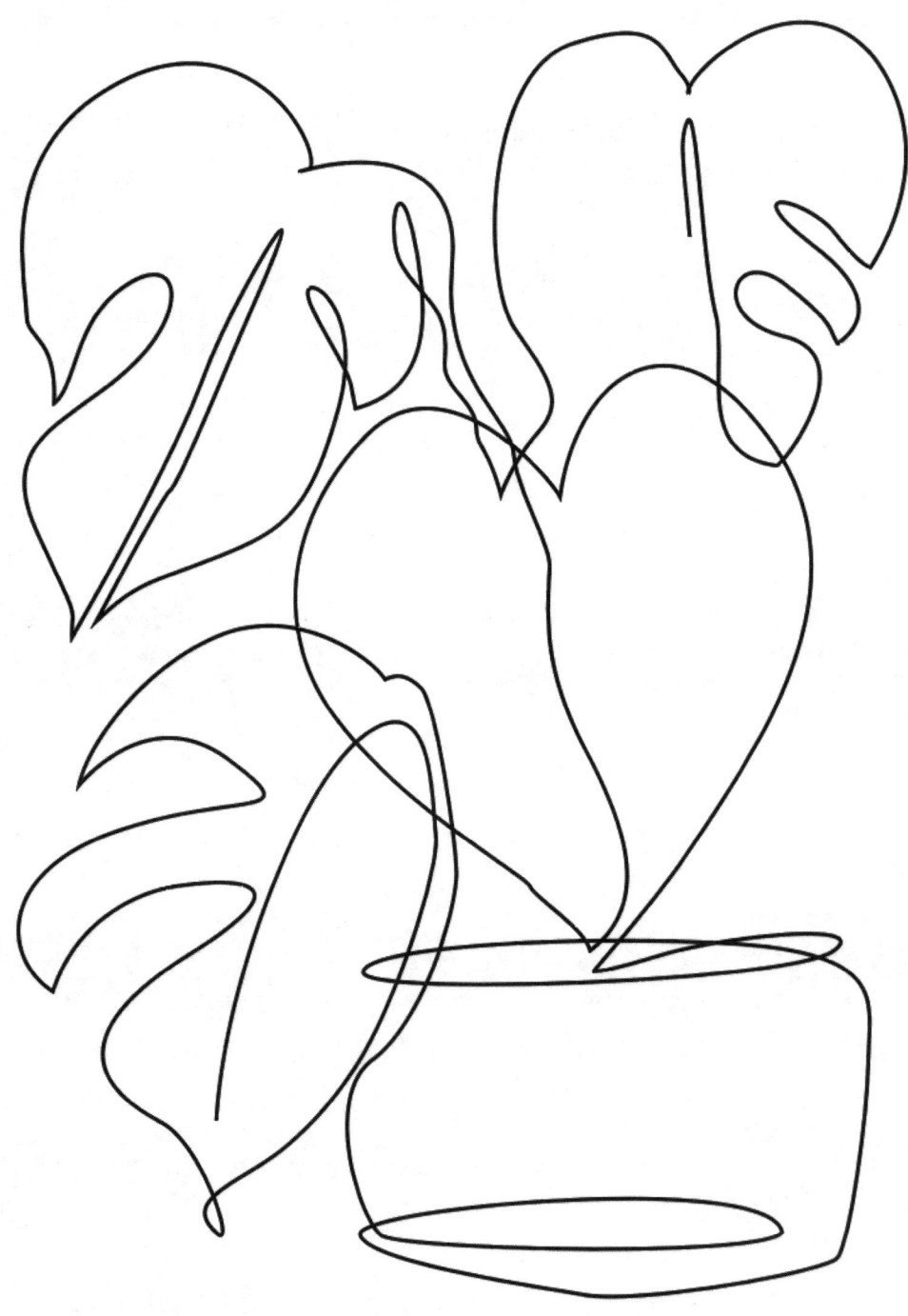

9   날짜 시간 덧셈 곱셈

월   일

지남력
연산능력
작업기억력

1. **가운데 표 첫째 줄에 연도를 쓰고, 둘째 줄에 날짜, 셋째 줄에 현재 시각을 씁니다.**
   이때 날짜와 시각이 한 자리 숫자면 0을 넣어 두 자리로 씁니다.
   (예: 6월 1일인 경우 0601, 오후 2시 5분인 경우 1405)

2. **표의 숫자에 대해서 1단계 연산을 하여 결과값을 씁니다.**
   가로 연산: 가로줄의 4개 숫자를 모두 더하여 오른쪽 빈칸에 쓰고, 모두 곱하여 왼쪽 빈칸에 씁니다. 이때 곱셈에서 0은 1로 변경하여 곱합니다.
   세로 연산: 세로줄의 3개 숫자를 모두 더하여 아래쪽 빈칸에 쓰고, 모두 곱하여 위쪽 빈칸에 씁니다. 이때 곱셈에서 0은 1로 변경하여 곱합니다.

3. **1단계의 결과값에 대해서 2단계 연산을 하고 결과값을 씁니다.**
   오른쪽 3개 결과값을 곱하여 오른쪽 끝 빈칸에 쓰고, 왼쪽 3개 결과값을 더하여 왼쪽 끝 빈칸에 씁니다. 아래쪽 4개 결과값을 곱하여 아래 끝 빈칸에 쓰고, 위쪽 4개 결과값을 더하여 위쪽 끝 빈칸에 씁니다. 이때 곱셈에서 0은 1로 변경하여 곱합니다.

현재 날짜와 시각을 사용하여 '날짜 시간 덧셈 곱셈' 활동을 합니다.

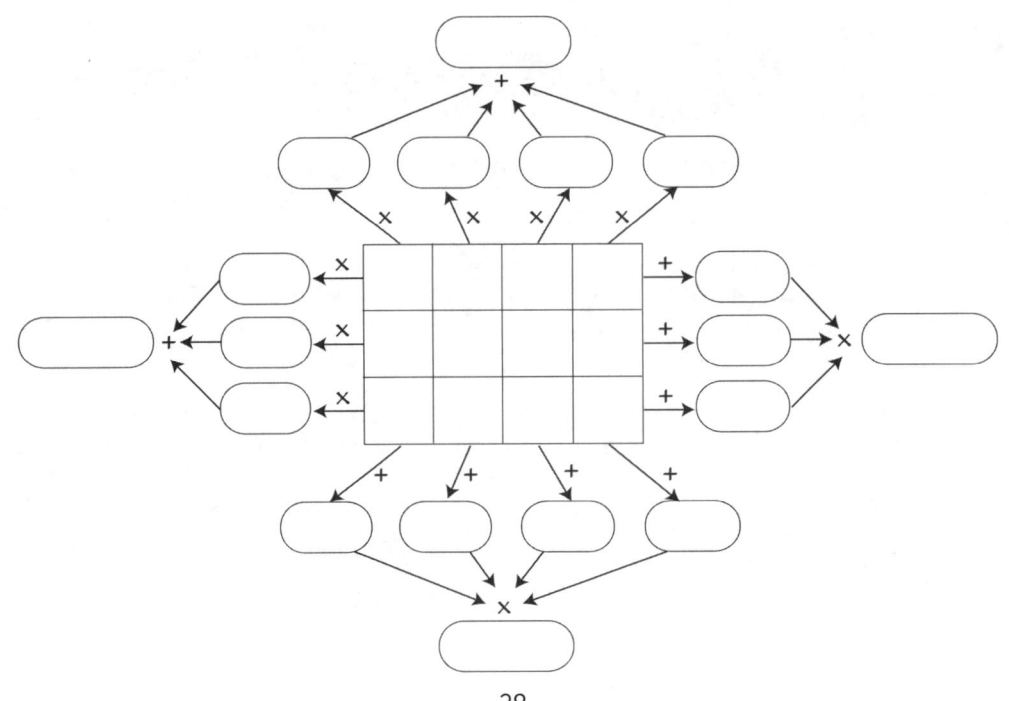

가로세로 십자말

주의집중
추론기능
언어이해

주어진 힌트 단어 모음에서 단어를 찾아 십자말 풀이합니다.

		간					배		양			
짜				새							볶	
							명					
		초										
카											쫄	
			밥									
		수			두			장				
						광						
							조		냉			
		스						라			이	
				자								
	티											

예시답안 참조

[힌트 단어 모음]

<2글자>

카레, 냉면, 레몬, 만두, 김밥, 육회, 초밥, 케밥, 배즙, 우동, 쫄면, 라면

<3글자>

된장국, 장조림, 탕수육, 광어회, 회덮밥, 라볶이, 파스타, 명란젓, 양장피, 짜장면, 장아찌, 수타면

<4글자>

김치찌개, 된장찌개, 스파게티, 새우튀김, 배추김치, 피망볶음, 명이나물, 간장게장, 짜파게티

<5글자>

고등어조림, 오므라이스, 간장새우장

[예시답안]

		간	장	새	우	장		배	즙		양			
		장				추					장			
짜	파	게	티		새	우	튀	김			피	망	볶	음
장		장				동		치						
면				케				명	란	젓				
			초	밥				이						
카	레							나					쫄	
	몬		김	밥				물		수	타	면		
탕	수	육			만	두				장	아	찌		오
		회	덮	밥				광		조				므
		스				고	등	어	조	림		냉		라
	파	스	타					회			라	면		이
	게			김	치	찌	개					볶		스
	티											이		

날짜 시간 덧셈 곱셈

월   일

지남력
연산능력
작업기억력

1. **가운데 표 첫째 줄에 연도를 쓰고, 둘째 줄에 날짜, 셋째 줄에 현재 시각을 씁니다.**
   이때 날짜와 시각이 한 자리 숫자면 0을 넣어 두 자리로 씁니다.
   (예: 6월 1일인 경우 0601, 오후 2시 5분인 경우 1405)

2. **표의 숫자에 대해서 1단계 연산을 하여 결과값을 씁니다.**
   가로 연산: 가로줄의 4개 숫자를 모두 더하여 오른쪽 빈칸에 쓰고, 모두 곱하여 왼쪽 빈칸에 씁니다. 이때 곱셈에서 0은 1로 변경하여 곱합니다.
   세로 연산: 세로줄의 3개 숫자를 모두 더하여 아래쪽 빈칸에 쓰고, 모두 곱하여 위쪽 빈칸에 씁니다. 이때 곱셈에서 0은 1로 변경하여 곱합니다.

3. **1단계의 결과값에 대해서 2단계 연산을 하고 결과값을 씁니다.**
   오른쪽 3개 결과값을 곱하여 오른쪽 끝 빈칸에 쓰고, 왼쪽 3개 결과값을 더하여 왼쪽 끝 빈칸에 씁니다. 아래쪽 4개 결과값을 곱하여 아래 끝 빈칸에 쓰고, 위쪽 4개 결과값을 더하여 위쪽 끝 빈칸에 씁니다. 이때 곱셈에서 0은 1로 변경하여 곱합니다.

현재 날짜와 시각을 사용하여 '날짜 시간 덧셈 곱셈' 활동을 합니다.

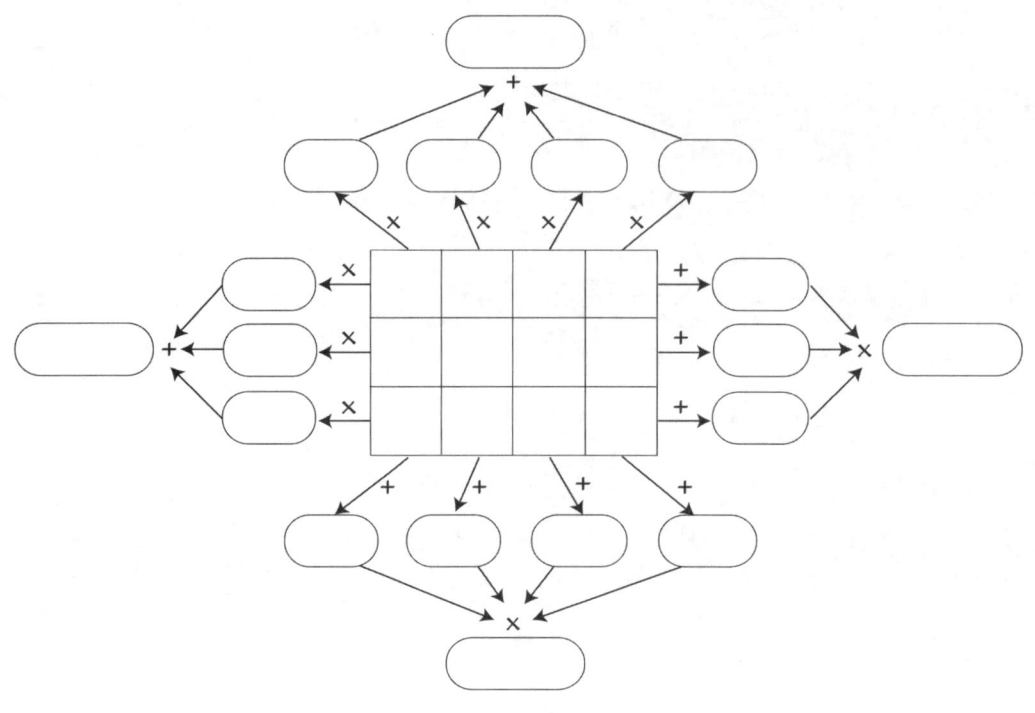

10. 로꾸거 시 읽고 쓰기

주의집중
언어이해
기억력

다음은 윤동주 시인의 '서시'입니다. 시를 한번 크게 낭송한 뒤, 시를 한 줄씩 거꾸로 읽어봅니다.

예) 산토끼 토끼야 -> 야끼토 끼토산

서시

윤동주

죽는 날까지 하늘을 우러러

한점 부끄럼이 없기를,

잎새에 이는 바람에도

나는 괴로워했다.

별을 노래하는 마음으로

모든 죽어가는 것을 사랑해야지

그리고 나한테 주어신 길을

걸어가야겠다

오늘 밤에도 별이 바람에 스치운다.

윤동주 시인의 '서시'을 앞에서는 거꾸로 읽어보았다면, 이번에는 한 줄씩 거꾸로 써봅니다.

예시답안 참조

[예시답안]

시서

주동윤

러러우 을늘하 지까날 는죽

를기없 이럼끄부 점한

도에람바 는이 에새잎

다했워로괴 는나

로으음마 는하래노 을별

지야해랑사 을것 는가어죽 든모

을길 진어주 테한나 고리그

다겠야가어걸

다운치스 에람바 이별 도에밤

날짜 시간 덧셈 곱셈

월   일

지남력
연산능력
작업기억력

1. **가운데 표 첫째 줄에 연도를 쓰고, 둘째 줄에 날짜, 셋째 줄에 현재 시각을 씁니다.**
   이때 날짜와 시각이 한 자리 숫자면 0을 넣어 두 자리로 씁니다.
   (예: 6월 1일인 경우 0601, 오후 2시 5분인 경우 1405)

2. **표의 숫자에 대해서 1단계 연산을 하여 결과값을 씁니다.**
   가로 연산: 가로줄의 4개 숫자를 모두 더하여 오른쪽 빈칸에 쓰고, 모두 곱하여 왼쪽 빈칸에 씁니다. 이때 곱셈에서 0은 1로 변경하여 곱합니다.
   세로 연산: 세로줄의 3개 숫자를 모두 더하여 아래쪽 빈칸에 쓰고, 모두 곱하여 위쪽 빈칸에 씁니다. 이때 곱셈에서 0은 1로 변경하여 곱합니다.

3. **1단계의 결과값에 대해서 2단계 연산을 하고 결과값을 씁니다.**
   오른쪽 3개 결과값을 곱하여 오른쪽 끝 빈칸에 쓰고, 왼쪽 3개 결과값을 더하여 왼쪽 끝 빈칸에 씁니다. 아래쪽 4개 결과값을 곱하여 아래 끝 빈칸에 쓰고, 위쪽 4개 결과값을 더하여 위쪽 끝 빈칸에 씁니다. 이때 곱셈에서 0은 1로 변경하여 곱합니다.

현재 날짜와 시각을 사용하여 '날짜 시간 덧셈 곱셈' 활동을 합니다.

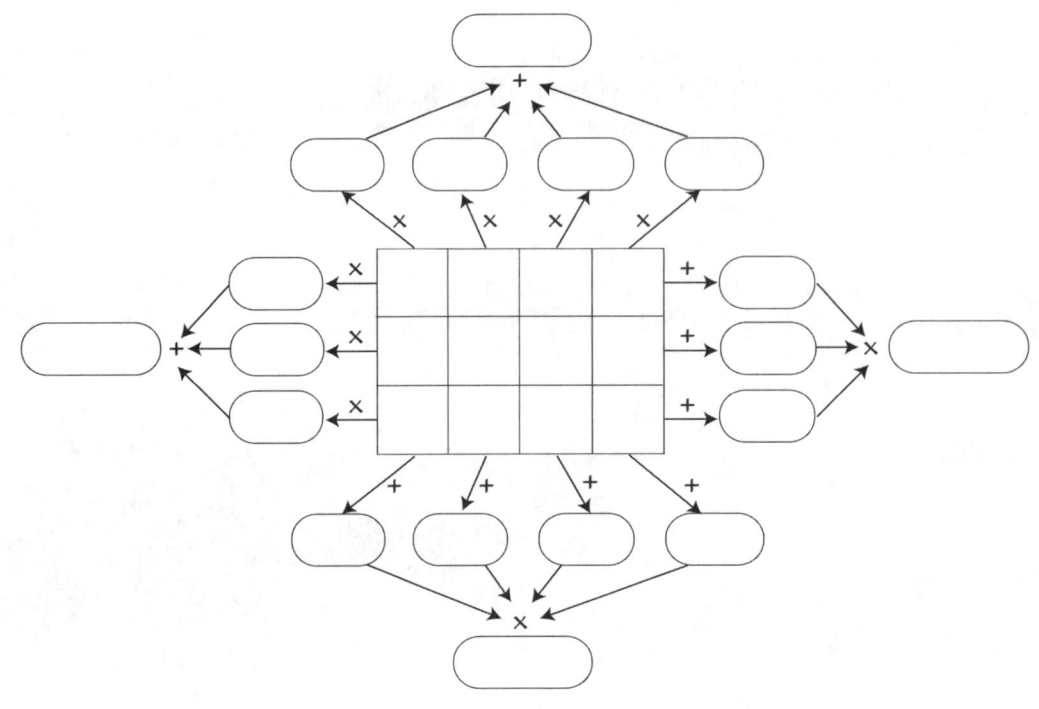

- 46 -

이름 삼행시

주의집중
언어표현
회상활동

최근에 만난 두 사람에 대해서 만난 장소와 한 일을 기억하여 씁니다.
그 사람 이름의 글자로 시작하는 삼행시 혹은 사행시를 짓습니다.
(예: 양 - 양심이 있습니다. 은-은근히 욕심도 있습니다. 미-미안할 일은 안 합니다.)

만난 사람 이름 :
만난 장소 :
만나서 한 일 :

이름 글자	삼행시 문장

만난 사람 이름 :
만난 장소 :
만나서 한 일 :

이름 글자	삼행시 문장

 ## 이번 주 버킷리스트

언어표현
주의집중
계획성

이번 주 하고 싶은 일을 5가지만 생각해서 씁니다.

1.

2.

3.

4.

5.

날짜 시간 덧셈 곱셈

월   일

지남력
연산능력
작업기억력

1. 가운데 표 첫째 줄에 연도를 쓰고, 둘째 줄에 날짜, 셋째 줄에 현재 시각을 씁니다.
   이때 날짜와 시각이 한 자리 숫자면 0을 넣어 두 자리로 씁니다.
   (예: 6월 1일인 경우 0601, 오후 2시 5분인 경우 1405)

2. 표의 숫자에 대해서 1단계 연산을 하여 결과값을 씁니다.
   가로 연산: 가로줄의 4개 숫자를 모두 더하여 오른쪽 빈칸에 쓰고, 모두 곱하여 왼쪽 빈칸에 씁니다. 이때 곱셈에서 0은 1로 변경하여 곱합니다.
   세로 연산: 세로줄의 3개 숫자를 모두 더하여 아래쪽 빈칸에 쓰고, 모두 곱하여 위쪽 빈칸에 씁니다. 이때 곱셈에서 0은 1로 변경하여 곱합니다.

3. 1단계의 결과값에 대해서 2단계 연산을 하고 결과값을 씁니다.
   오른쪽 3개 결과값을 곱하여 오른쪽 끝 빈칸에 쓰고, 왼쪽 3개 결과값을 더하여 왼쪽 끝 빈칸에 씁니다. 아래쪽 4개 결과값을 곱하여 아래 끝 빈칸에 쓰고, 위쪽 4개 결과값을 더하여 위쪽 끝 빈칸에 씁니다. 이때 곱셈에서 0은 1로 변경하여 곱합니다.

현재 날짜와 시각을 사용하여 '날짜 시간 덧셈 곱셈' 활동을 합니다.

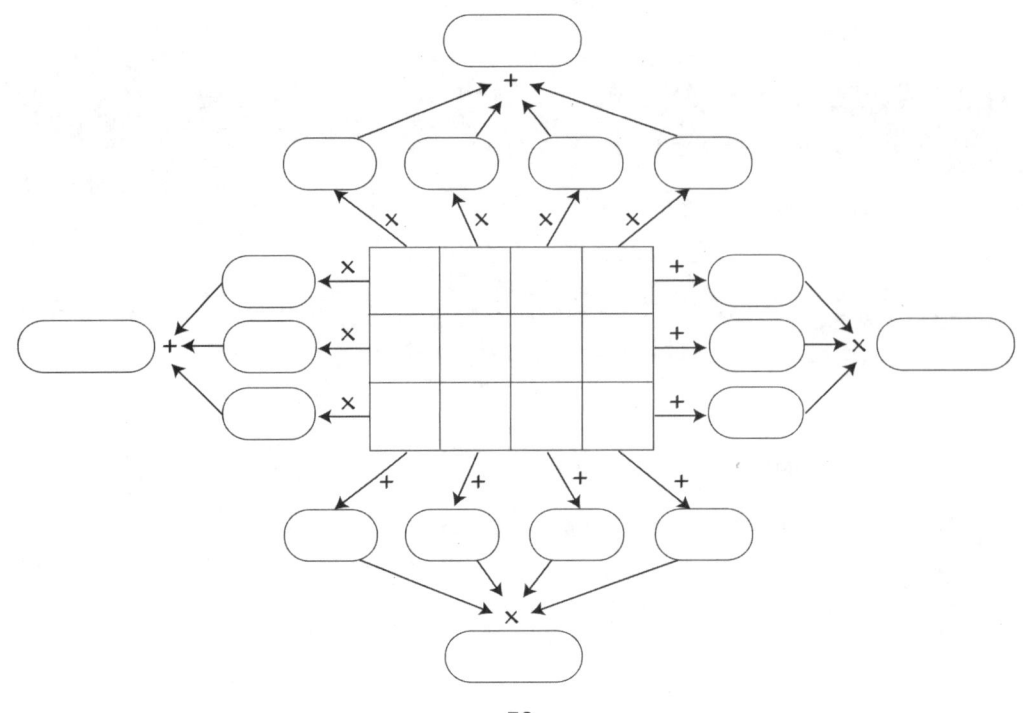

12 그림 색칠하기

정서안정
언어표현
소근육운동

다음의 그림을 색칠하고 좋아하는 차에 대한 이야기와 기억나는 찻집에 대해 적어봅니다.

좋아하는 차:

기억나는 찻집:

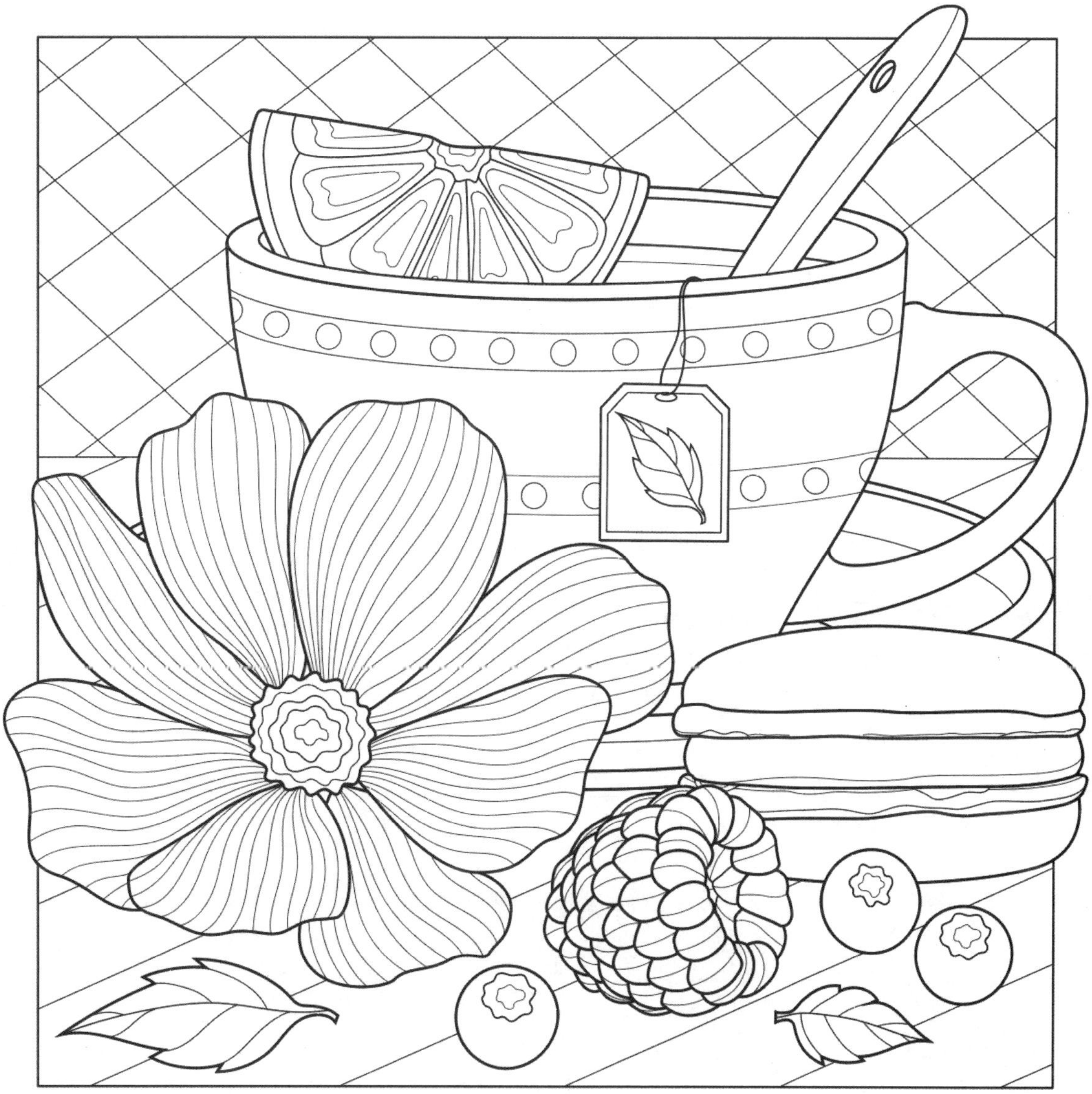

마음을 위한 보약

언어이해
주의집중
소근육운동

문장을 천천히 읽고 글자를 따라 써 봅니다.

장원시(壯元詩)에 말하였다. "나라가 바르면 천심(天心)도 순하고, 벼슬아치가 청렴하면 온 백성이 저절로 편안하다. 아내가 어질면 남편의 화가 적을 것이요. 자식이 효도하면 아버지의 마음이 너그러워진다."

출처: 명심보감

위의 글을 그대로 다시 적어봅니다.

날짜 시간 덧셈 곱셈

월   일

지남력
연산능력
작업기억력

1. **가운데 표 첫째 줄에 연도를 쓰고, 둘째 줄에 날짜, 셋째 줄에 현재 시각을 씁니다.**
   이때 날짜와 시각이 한 자리 숫자면 0을 넣어 두 자리로 씁니다.
   (예: 6월 1일인 경우 0601, 오후 2시 5분인 경우 1405)

2. **표의 숫자에 대해서 1단계 연산을 하여 결과값을 씁니다.**
   가로 연산: 가로줄의 4개 숫자를 모두 더하여 오른쪽 빈칸에 쓰고, 모두 곱하여 왼쪽 빈칸에 씁니다. 이때 곱셈에서 0은 1로 변경하여 곱합니다.
   세로 연산: 세로줄의 3개 숫자를 모두 더하여 아래쪽 빈칸에 쓰고, 모두 곱하여 위쪽 빈칸에 씁니다. 이때 곱셈에서 0은 1로 변경하여 곱합니다.

3. **1단계의 결과값에 대해서 2단계 연산을 하고 결과값을 씁니다.**
   오른쪽 3개 결과값을 곱하여 오른쪽 끝 빈칸에 쓰고, 왼쪽 3개 결과값을 더하여 왼쪽 끝 빈칸에 씁니다. 아래쪽 4개 결과값을 곱하여 아래 끝 빈칸에 쓰고, 위쪽 4개 결과값을 더하여 위쪽 끝 빈칸에 씁니다. 이때 곱셈에서 0은 1로 변경하여 곱합니다.

현재 날짜와 시각을 사용하여 '날짜 시간 덧셈 곱셈' 활동을 합니다.

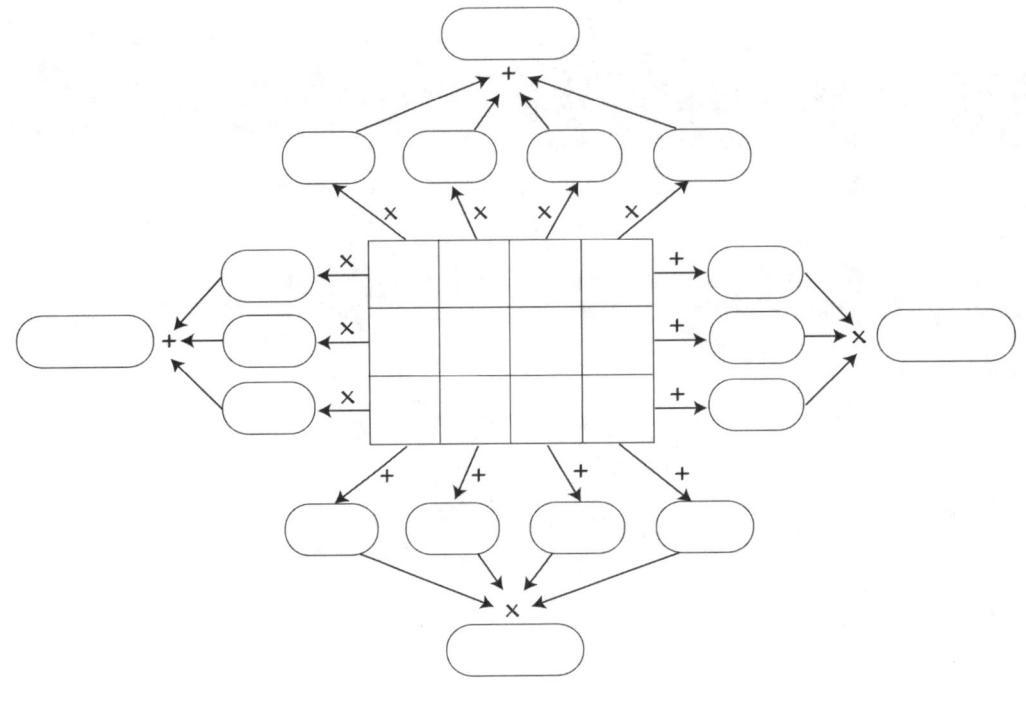

- 54 -

13. 이런저런 단어 만들기

주의집중
언어이해
단어구성

1. 글자재료에 주어진 문장들에 등장하는 글자들만 사용하여 2글자 단어, 3글자 이상 단어를 만듭니다.
2. 글자재료에 있는 글자들을 사용하여 문장을 만듭니다.

글자재료	다른 사람을 용서할 수 없는 자는 자신이 건너야 할 다리를 스스로 부숴버리는 것이다. 왜냐하면 누구나 인간은 용서받을 필요가 있으므로 - 토머스 풀러 -
2글자 단어	
3글자 이상 단어	
문장	

13 숫자 읽고 계산하기

주의집중
언어이해
연산 능력

한글로 된 숫자를 읽고 숫자로 바꿔 쓴 뒤 계산을 합니다.

이십오 + 삼백십일 + 칠십칠   =

사십오 × 삼 + 십일 × 삼 + 팔십구   =

사백칠십삼 + 구십구 - 삼십팔   =

육십사 - 이십삼 × 이 + 팔십팔   =

칠십사 + 오십구 - 삼 × 십구   =

삼백오십팔 + 사십팔 - 육십칠   =

이백칠십삼 - 육십팔 + 오백십이   =

예시답안 참조

[예시답안]

이십오 + 삼백십일 + 칠십칠	=	413
사십오 × 삼 + 십일 × 삼 + 팔십구	=	257
사백칠십삼 + 구십구 – 삼십팔	=	534
육십사 – 이십삼 × 이 + 팔십팔	=	106
칠십사 + 오십구 – 삼 × 십구	=	76
삼백오십팔 + 사십팔 – 육십칠	=	339
이백칠십삼 – 육십팔 + 오백십이	=	717

날짜 시간 덧셈 곱셈

월   일

1. **가운데 표 첫째 줄에 연도를 쓰고, 둘째 줄에 날짜, 셋째 줄에 현재 시각을 씁니다.**
   이때 날짜와 시각이 한 자리 숫자면 0을 넣어 두 자리로 씁니다.
   (예: 6월 1일인 경우 0601, 오후 2시 5분인 경우 1405)

2. **표의 숫자에 대해서 1단계 연산을 하여 결과값을 씁니다.**
   가로 연산: 가로줄의 4개 숫자를 모두 더하여 오른쪽 빈칸에 쓰고, 모두 곱하여 왼쪽 빈칸에 씁니다. 이때 곱셈에서 0은 1로 변경하여 곱합니다.
   세로 연산: 세로줄의 3개 숫자를 모두 더하여 아래쪽 빈칸에 쓰고, 모두 곱하여 위쪽 빈칸에 씁니다. 이때 곱셈에서 0은 1로 변경하여 곱합니다.

3. **1단계의 결과값에 대해서 2단계 연산을 하고 결과값을 씁니다.**
   오른쪽 3개 결과값을 곱하여 오른쪽 끝 빈칸에 쓰고, 왼쪽 3개 결과값을 더하여 왼쪽 끝 빈칸에 씁니다. 아래쪽 4개 결과값을 곱하여 아래 끝 빈칸에 쓰고, 위쪽 4개 결과값을 더하여 위쪽 끝 빈칸에 씁니다. 이때 곱셈에서 0은 1로 변경하여 곱합니다.

현재 날짜와 시각을 사용하여 '날짜 시간 덧셈 곱셈' 활동을 합니다.

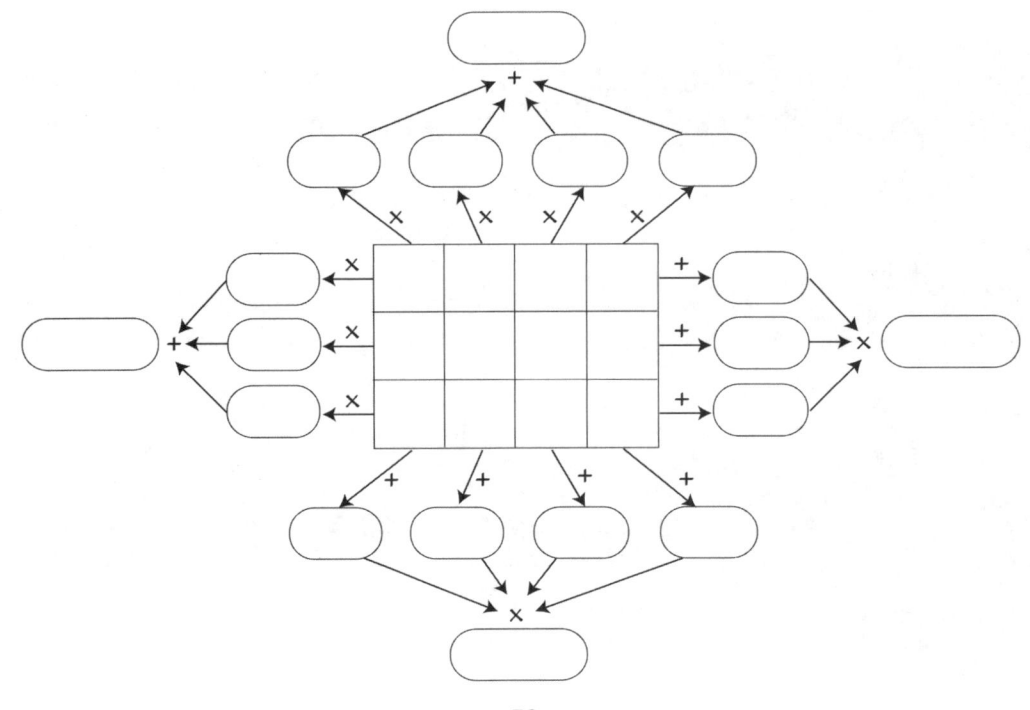

재미있는 스도쿠

주의집중
전두엽기능
기억력

가로줄, 세로줄, 작은 9칸의 네모 안에 1에서 9까지의 숫자를 중복되지 않도록 한 번씩 채워 넣습니다. 빈칸의 개수가 적은 줄부터 시작하는 것이 유리합니다.

2		5	1		7	9		6
4	1		9	6		7	2	
		7	2	8			4	5
9	8			7	4	2		1
	7	3	8		2		6	9
1		2	6	3		8	5	
7	5			2	8	6		4
	6	4	7		1		9	2
3		1		9		5	7	

예시답안 참조

마음을 위한 보약

언어이해
주의집중
소근육운동

문장을 천천히 읽고 글자를 따라 써 봅니다.

술이 사람을 취하게 하는 것이 아니라 사람이 스스로 취하는 것이요, 여색(女色)이 사람을 미혹시키는 것이 아니라 사람이 스스로 미혹시키는 것이다.

출처: 명심보감

위의 글을 그대로 다시 적어봅니다.

[예시답안]

스도쿠는 여러 가지 답안이 나올 수 있습니다.

2	3	5	1	4	7	9	8	6
4	1	8	9	6	5	7	2	3
6	9	7	2	8	3	1	4	5
9	8	6	5	7	4	2	3	1
5	7	3	8	1	2	4	6	9
1	4	2	6	3	9	8	5	7
7	5	9	3	2	8	6	1	4
8	6	4	7	5	1	3	9	2
3	2	1	4	9	6	5	7	8

날짜 시간 덧셈 곱셈

월   일

지남력
연산능력
작업기억력

1. **가운데 표 첫째 줄에 연도를 쓰고, 둘째 줄에 날짜, 셋째 줄에 현재 시각을 씁니다.**
   이때 날짜와 시각이 한 자리 숫자면 0을 넣어 두 자리로 씁니다.
   (예: 6월 1일인 경우 0601, 오후 2시 5분인 경우 1405)

2. **표의 숫자에 대해서 1단계 연산을 하여 결과값을 씁니다.**
   가로 연산: 가로줄의 4개 숫자를 모두 더하여 오른쪽 빈칸에 쓰고, 모두 곱하여 왼쪽 빈칸에 씁니다. 이때 곱셈에서 0은 1로 변경하여 곱합니다.
   세로 연산: 세로줄의 3개 숫자를 모두 더하여 아래쪽 빈칸에 쓰고, 모두 곱하여 위쪽 빈칸에 씁니다. 이때 곱셈에서 0은 1로 변경하여 곱합니다.

3. **1단계의 결과값에 대해서 2단계 연산을 하고 결과값을 씁니다.**
   오른쪽 3개 결과값을 곱하여 오른쪽 끝 빈칸에 쓰고, 왼쪽 3개 결과값을 더하여 왼쪽 끝 빈칸에 씁니다. 아래쪽 4개 결과값을 곱하여 아래 끝 빈칸에 쓰고, 위쪽 4개 결과값을 더하여 위쪽 끝 빈칸에 씁니다. 이때 곱셈에서 0은 1로 변경하여 곱합니다.

현재 날짜와 시각을 사용하여 '날짜 시간 덧셈 곱셈' 활동을 합니다.

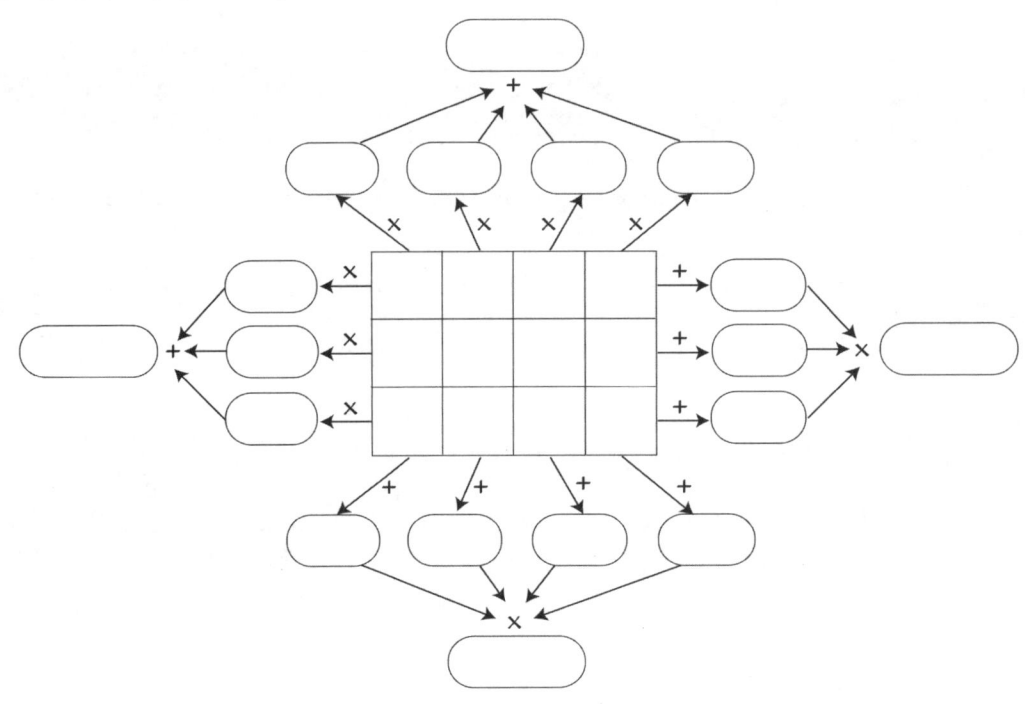

글 속의 별자리

언어이해
주의집중
기억력

아래 글을 읽으면서 글자 '이'를 찾아 별을 그립니다.

치매 환자를 위한 지혜로운 식단관리

치매 환자는 식사하는 일을 어렵다고 느낍니다. 어떤 분들은 음식을 어떻게 먹어야 할지, 씹었는데 어떻게 삼켜야 할지 모르기도 합니다. 지금껏 사용해 왔던 수저를 사용하는 방법도 잊어버리고 심지어 어떻게 마시는 방법도 잊어버리기도 합니다.

기억력과 신체적 기능이 떨어짐에 따라 식사하는 데 문제가 발생합니다. 그렇게 되면 영양실조, 몸무게 감소, 변비 등 적절한 영양소를 섭취하지 못하게 되어 여러 가지 문제들이 일어나게 됩니다.

치매 환자는 자신의 증세를 다른 사람에게 설명할 수 없어서 치매 환자가 음식물을 소화하는 데 문제가 생기면 식욕에 영향이 올 수 있습니다. 만약 치매 환자가 식욕이 없다면 복용하는 약의 문제일 수도 있으므로 의사와 상의하도록 합니다.

때로는 치매 환자가 음식을 가지고 장난을 하거나 음식을 뱉어버리고 먹으려 하지 않거나, 양 볼에 가득히 물고 있거나, 손에 음식을 쥐고 있기도 합니다. 치매 환자가 먹는 방법을 모르거나 집는 능력이나 소화에 문제가 있을 수 있습니다. 이유를 잘 살펴봐야 합니다.

치매 환자에게 한 끼의 식사량을 한 번에 주려 하지 말고 조금씩 주며, 천천히 드시도록 합니다. 씹고 삼키는 데 문제가 있다면 무리하게 먹이지 말고 좀 늦게 먹도록 하거나 식사를 중단하고 의사에게 연락합니다.

치매 환자 중에는 보이는 것이면 모두 다 먹으려 하거나 아니면 먹기를 전혀 거부하는 사람이 있습니다. 어떤 분은 한두 가지 음식만 집중해서 먹고 다른 것은 아예 거들떠보지도 않는가 하면 방금 식사를 끝내고도 배가 고프다고 떼를 쓰기도 합니다. 때로는 입맛이 바뀌기도 하는데 전에는 안 드시던 것을 원할 때도 있습니다. 원하는 것이 특별한 건강 문제가 없고 식사에 도움이 된다면 원하시는 대로 드시게 합니다.

참고자료: '치매 간병의 지혜' 정수경외 저, 메디시언

1. 앞 페이지에서 그려진 별 중에서 10개 정도 선택하여 선으로 이어서 도형을 그립니다.
2. 그린 도형을 기억하여 아래의 공간에 옮겨 그립니다.
3. 옮겨 그린 도형을 잘 관찰하고 연상되는 이미지를 그려 나만의 별자리를 완성합니다. 그리고 별자리 이름을 붙입니다.

별자리 이름 :

날짜 시간 덧셈 곱셈

월   일

1. **가운데 표 첫째 줄에 연도를 쓰고, 둘째 줄에 날짜, 셋째 줄에 현재 시각을 씁니다.**
   이때 날짜와 시각이 한 자리 숫자면 0을 넣어 두 자리로 씁니다.
   (예: 6월 1일인 경우 0601, 오후 2시 5분인 경우 1405)

2. **표의 숫자에 대해서 1단계 연산을 하여 결과값을 씁니다.**
   가로 연산: 가로줄의 4개 숫자를 모두 더하여 오른쪽 빈칸에 쓰고, 모두 곱하여 왼쪽 빈칸에 씁니다. 이때 곱셈에서 0은 1로 변경하여 곱합니다.
   세로 연산: 세로줄의 3개 숫자를 모두 더하여 아래쪽 빈칸에 쓰고, 모두 곱하여 위쪽 빈칸에 씁니다. 이때 곱셈에서 0은 1로 변경하여 곱합니다.

3. **1단계의 결과값에 대해서 2단계 연산을 하고 결과값을 씁니다.**
   오른쪽 3개 결과값을 곱하여 오른쪽 끝 빈칸에 쓰고, 왼쪽 3개 결과값을 더하여 왼쪽 끝 빈칸에 씁니다. 아래쪽 4개 결과값을 곱하여 아래 끝 빈칸에 쓰고, 위쪽 4개 결과값을 더하여 위쪽 끝 빈칸에 씁니다. 이때 곱셈에서 0은 1로 변경하여 곱합니다.

현재 날짜와 시각을 사용하여 '날짜 시간 덧셈 곱셈' 활동을 합니다.

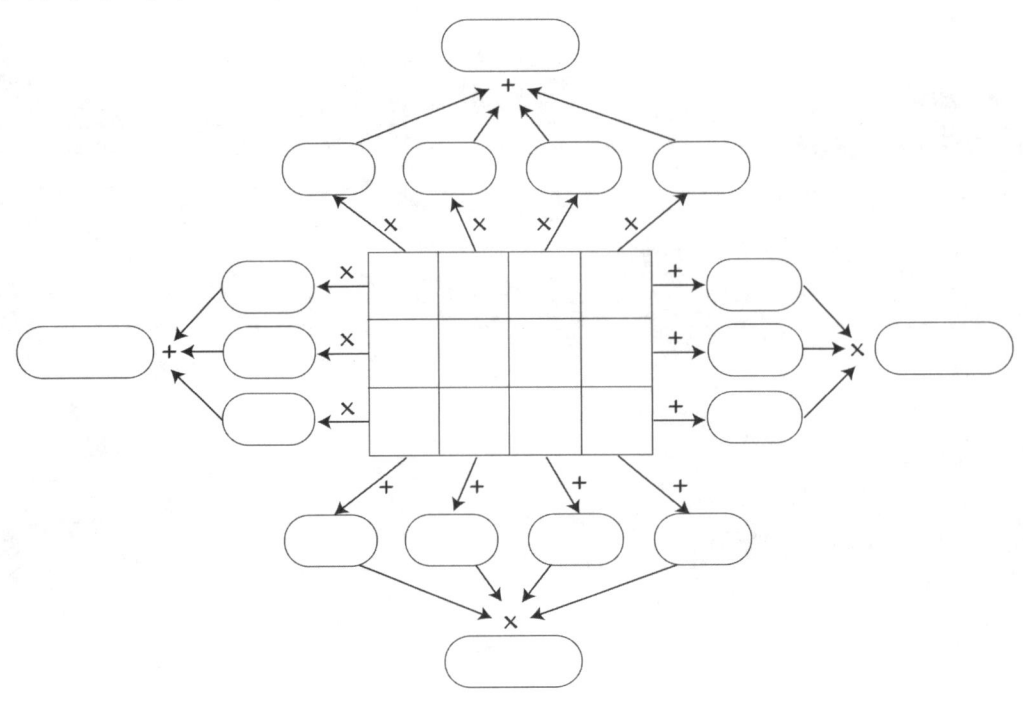

수수께끼 사칙연산

주의집중
추론기능
연산기능

왼쪽 동물의 다리 개수가 몇 개일까요? 오른쪽 숫자에 연결합니다.

사자 •
오리 •
개 •   • 4개
문어 •   • 2개
새우 •   • 10개
꼴뚜기 •   • 8개
낙지 •
게 •

동물 이름 대신 다리 개수로 바꾸어서 다음의 식들을 계산합니다.

사자 × 오리 =   새우 - 문어 -

문어 - 개 =   게 × 낙지 =

오리 × 꼴뚜기 =   게 × 개 =

낙지 + 문어 =   꼴뚜기 + 사자 =

예시답안 참조

16 이번 주 버킷리스트

주의집중
언어표현
계획성

이번 주 하고 싶은 일을 5가지만 생각해서 씁니다.

1.

2.

3.

4.

5.

[예시답안]

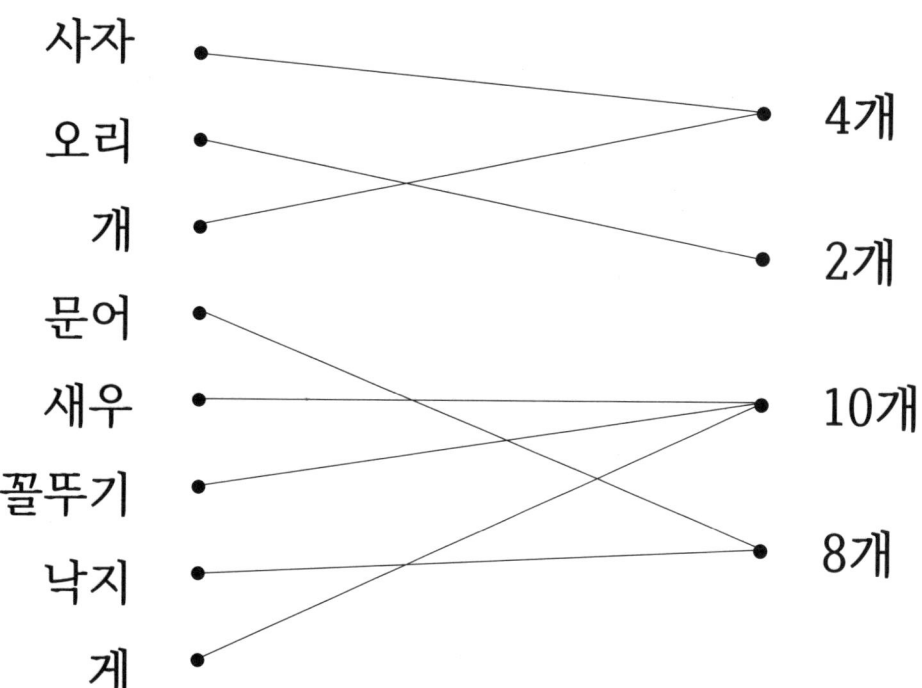

사자 × 오리 = 8 　　　　　새우 - 문어 = 2

문어 - 개 = 4 　　　　　　게 × 낙지 = 80

오리 × 꼴뚜기 = 20 　　　　게 × 개 = 40

낙지 + 문어 = 16 　　　　　꼴뚜기 + 사자 = 14

날짜 시간 덧셈 곱셈

월   일

지남력
연산능력
작업기억력

1. **가운데 표 첫째 줄에 연도를 쓰고, 둘째 줄에 날짜, 셋째 줄에 현재 시각을 씁니다.**
   이때 날짜와 시각이 한 자리 숫자면 0을 넣어 두 자리로 씁니다.
   (예: 6월 1일인 경우 0601, 오후 2시 5분인 경우 1405)

2. **표의 숫자에 대해서 1단계 연산을 하여 결과값을 씁니다.**
   가로 연산: 가로줄의 4개 숫자를 모두 더하여 오른쪽 빈칸에 쓰고, 모두 곱하여 왼쪽 빈칸에 씁니다. 이때 곱셈에서 0은 1로 변경하여 곱합니다.
   세로 연산: 세로줄의 3개 숫자를 모두 더하여 아래쪽 빈칸에 쓰고, 모두 곱하여 위쪽 빈칸에 씁니다. 이때 곱셈에서 0은 1로 변경하여 곱합니다.

3. **1단계의 결과값에 대해서 2단계 연산을 하고 결과값을 씁니다.**
   오른쪽 3개 결과값을 곱하여 오른쪽 끝 빈칸에 쓰고, 왼쪽 3개 결과값을 더하여 왼쪽 끝 빈칸에 씁니다. 아래쪽 4개 결과값을 곱하여 아래 끝 빈칸에 쓰고, 위쪽 4개 결과값을 더하여 위쪽 끝 빈칸에 씁니다. 이때 곱셈에서 0은 1로 변경하여 곱합니다.

현재 날짜와 시각을 사용하여 '날짜 시간 덧셈 곱셈' 활동을 합니다.

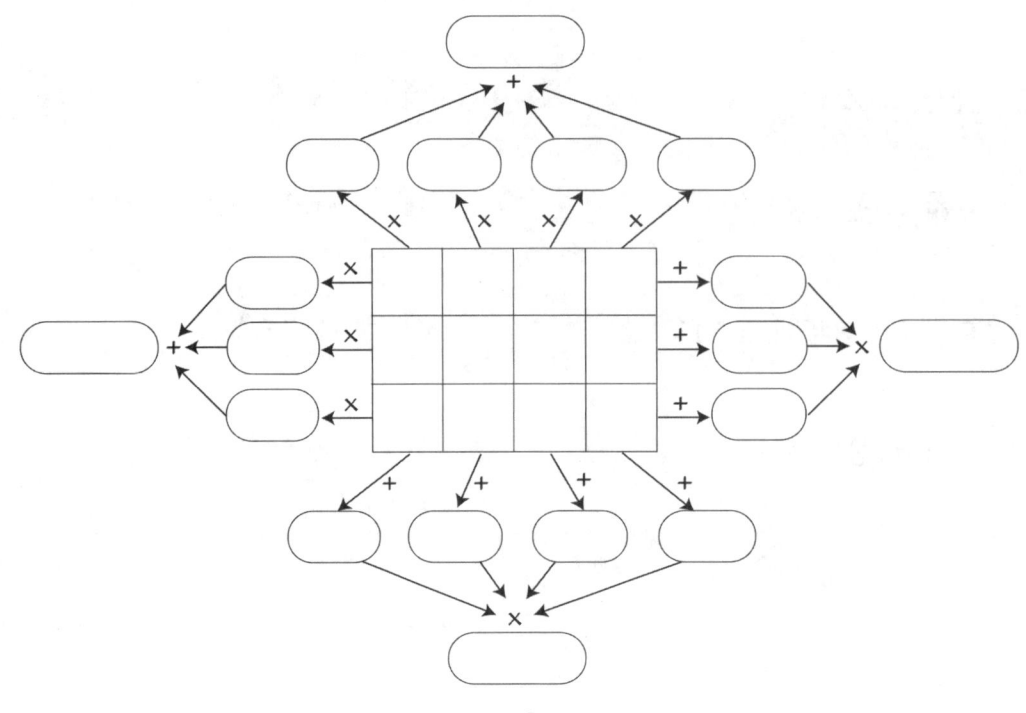

17

꼬불꼬불 미로찾기

주의집중
시공간
작업기억

왼쪽 화살표에서 시작해서 오른쪽 화살표로 나올 수 있도록 미로찾기 합니다.

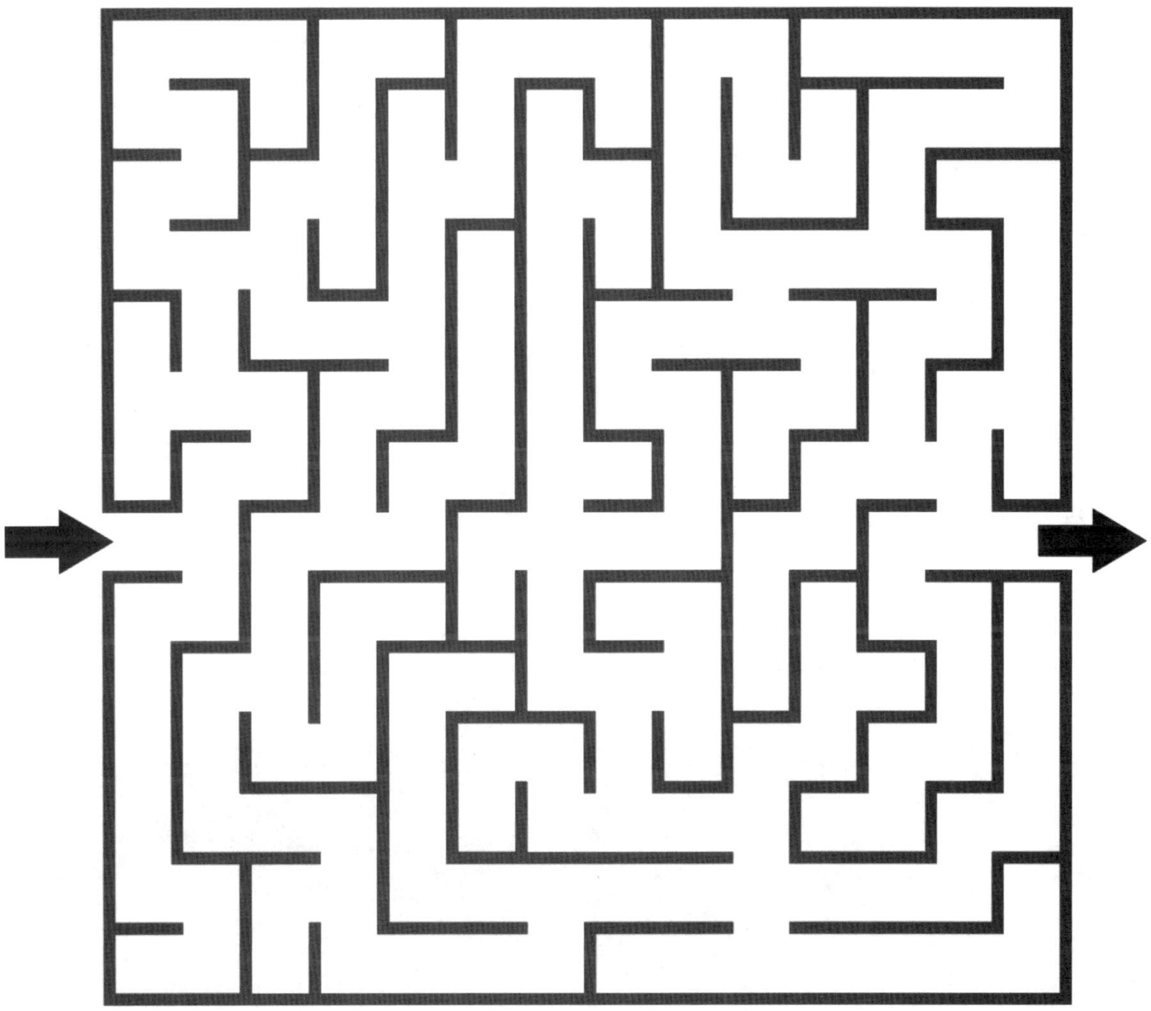

예시답안 참조

마음을 위한 보약

주의집중
언어이해
소근육운동

문장을 천천히 읽고 글자를 따라 써 봅니다.

"젊은 시절은 거듭 오지 않고, 하루에는 새벽이 두 번 있기 어려우니, 때에 이르러 마땅히 학문에 힘써라. 세월은 사람을 기다려주지 않는다."

출처: 명심보감

위의 글을 그대로 다시 적어봅니다.

[예시답안]

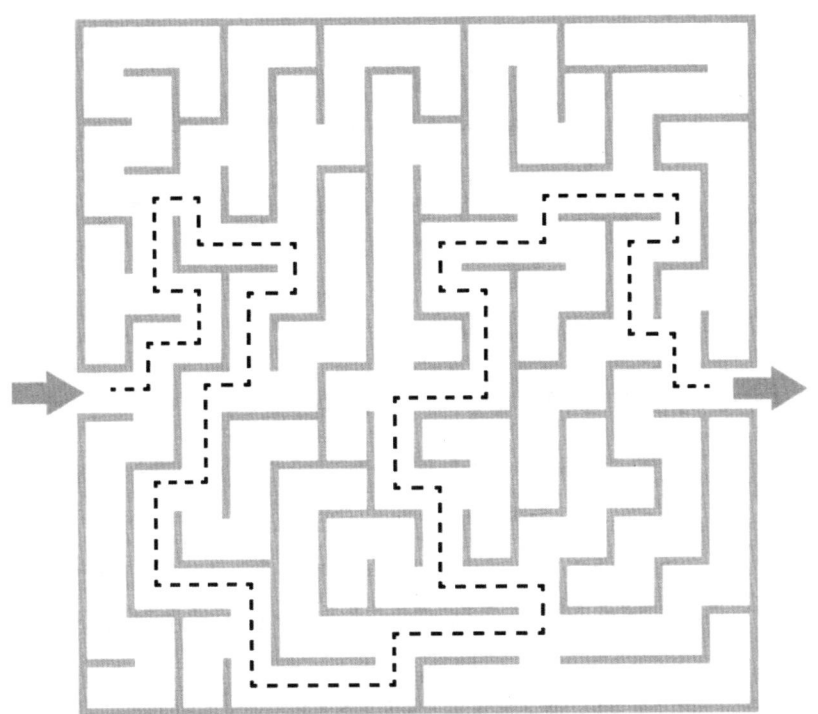

날짜 시간 덧셈 곱셈

월   일

지남력
연산능력
작업기억력

1. **가운데 표 첫째 줄에 연도를 쓰고, 둘째 줄에 날짜, 셋째 줄에 현재 시각을 씁니다.**
   이때 날짜와 시각이 한 자리 숫자면 0을 넣어 두 자리로 씁니다.
   (예: 6월 1일인 경우 0601, 오후 2시 5분인 경우 1405)

2. **표의 숫자에 대해서 1단계 연산을 하여 결과값을 씁니다.**
   가로 연산: 가로줄의 4개 숫자를 모두 더하여 오른쪽 빈칸에 쓰고, 모두 곱하여 왼쪽 빈칸에 씁니다. 이때 곱셈에서 0은 1로 변경하여 곱합니다.
   세로 연산: 세로줄의 3개 숫자를 모두 더하여 아래쪽 빈칸에 쓰고, 모두 곱하여 위쪽 빈칸에 씁니다. 이때 곱셈에서 0은 1로 변경하여 곱합니다.

3. **1단계의 결과값에 대해서 2단계 연산을 하고 결과값을 씁니다.**
   오른쪽 3개 결과값을 곱하여 오른쪽 끝 빈칸에 쓰고, 왼쪽 3개 결과값을 더하여 왼쪽 끝 빈칸에 씁니다. 아래쪽 4개 결과값을 곱하여 아래 끝 빈칸에 쓰고, 위쪽 4개 결과값을 더하여 위쪽 끝 빈칸에 씁니다. 이때 곱셈에서 0은 1로 변경하여 곱합니다.

현재 날짜와 시각을 사용하여 '날짜 시간 덧셈 곱셈' 활동을 합니다.

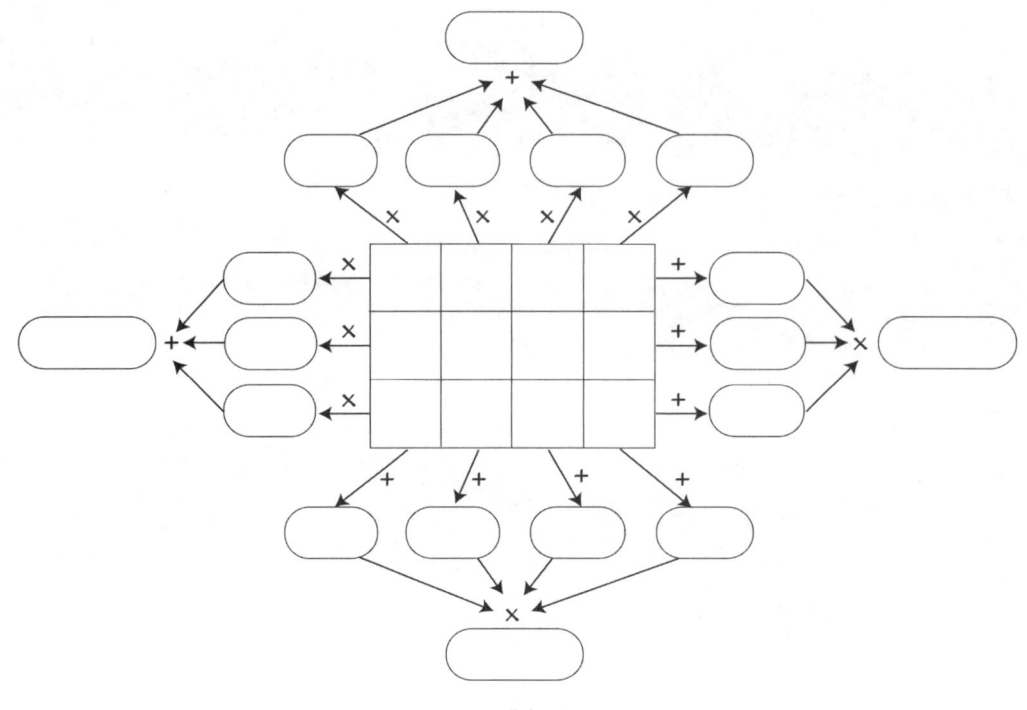

18 사자성어 가로세로 연산

주의집중
계산력
언어이해

주어진 설명에 해당하는 사자성어를 보기에서 찾아 빈칸에 한글로 각진 글씨체로 적습니다. 사자성어를 구성하는 글자에 들어 있는 가로선의 개수와 세로선의 개수를 적고 두 수를 더합니다.

예를 들면, 사분오열의 경우 가로선에 동그라미로 표시하고 세로선에 체크 표시를 하여 각각의 개수를 셉니다.

가로선: 11개   세로선: 9개

가로선 개수와 세로선 개수를 더하면? 20개

<보기>

가인박명(佳人薄命)   마부작침(磨斧作針)   다기망양(多岐亡羊)

다다익선(多多益善)   반식재상(伴食宰相)   사분오열(四分五裂)

1. 많으면 많을수록 좋다.

가로선: (   )개   세로선: (   )개
가로선 개수와 세로선 개수를 더 하면?
(   ) 개

2. 자리만 차지하고 있는 무능한 정치인(밥이나 축내는 재상)을 말한다.

가로선: (   )개   세로선: (   )개
가로선 개수와 세로선 개수를 더하면?
(   ) 개

3. 세상이 몹시 혼란스럽다(넷으로 나뉘고 다섯으로 찢긴다).

가로선: (   )개   세로선: (   )개
가로선 개수와 세로선 개수를 더하면?
(   ) 개

예시답안 참조

18 마음을 위한 보약

주의집중
언어이해
소근육운동

문장을 천천히 읽고 글자를 따라 써 봅니다.

경행록에 말하였다. "자기를 굽히는 사람은 중요한 지위에 오를 수 있고, 이기기를 좋아하는 사람은 반드시 적을 만난다."

출처: 명심보감

위의 글을 그대로 다시 적어봅니다.

<예시답안>

각자 사용한 글자 모양에 따라 가로선과 세로선의 개수가 다를 수 있습니다. 따라서 각자의 필체에 따라 다른 답안이 나올 수 있습니다.

1. 다다익선   가로선 9개 + 세로선 8개 = 17
2. 반식재상   가로선 8개 + 세로선 9개 = 17
3. 사분오열   가로선 11개 + 세로선 9개 = 20

날짜 시간 덧셈 곱셈

월   일

지남력
연산능력
작업기억력

1. **가운데 표 첫째 줄에 연도를 쓰고, 둘째 줄에 날짜, 셋째 줄에 현재 시각을 씁니다.**
   이때 날짜와 시각이 한 자리 숫자면 0을 넣어 두 자리로 씁니다.
   (예: 6월 1일인 경우 0601, 오후 2시 5분인 경우 1405)

2. **표의 숫자에 대해서 1단계 연산을 하여 결과값을 씁니다.**
   가로 연산: 가로줄의 4개 숫자를 모두 더하여 오른쪽 빈칸에 쓰고, 모두 곱하여 왼쪽 빈칸에 씁니다. 이때 곱셈에서 0은 1로 변경하여 곱합니다.
   세로 연산: 세로줄의 3개 숫자를 모두 더하여 아래쪽 빈칸에 쓰고, 모두 곱하여 위쪽 빈칸에 씁니다. 이때 곱셈에서 0은 1로 변경하여 곱합니다.

3. **1단계의 결과값에 대해서 2단계 연산을 하고 결과값을 씁니다.**
   오른쪽 3개 결과값을 곱하여 오른쪽 끝 빈칸에 쓰고, 왼쪽 3개 결과값을 더하여 왼쪽 끝 빈칸에 씁니다. 아래쪽 4개 결과값을 곱하여 아래 끝 빈칸에 쓰고, 위쪽 4개 결과값을 더하여 위쪽 끝 빈칸에 씁니다. 이때 곱셈에서 0은 1로 변경하여 곱합니다.

현재 날짜와 시각을 사용하여 '날짜 시간 덧셈 곱셈' 활동을 합니다.

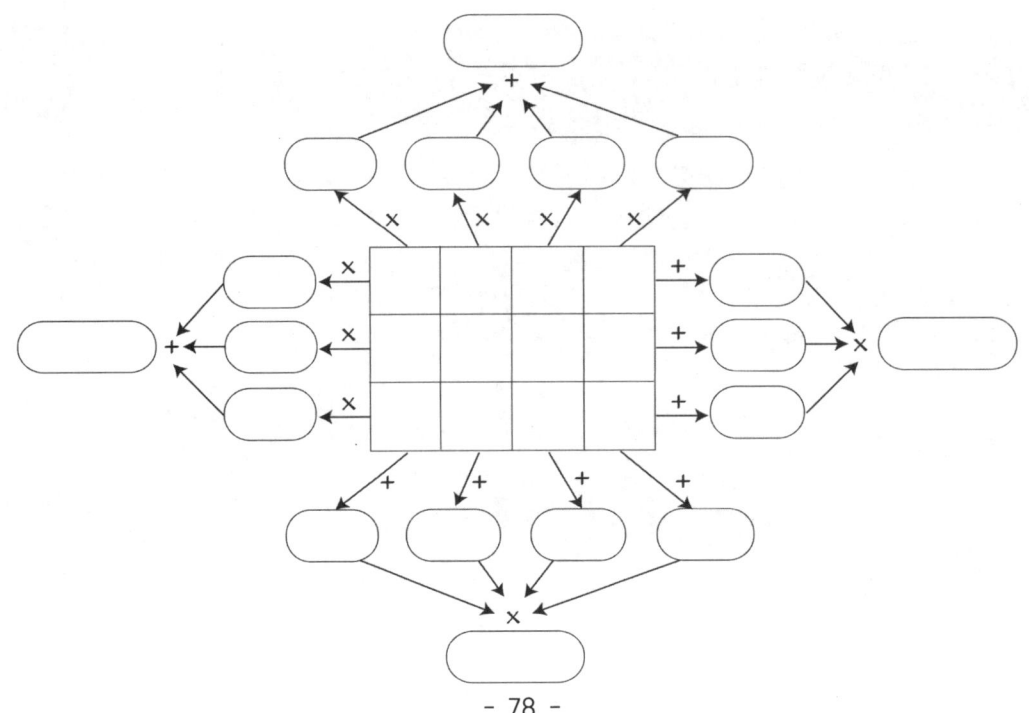

가로세로 십자말

주의집중
추론기능
언어이해

주어진 힌트 단어 모음에서 단어를 찾아 십자말 풀이합니다.

예시답안 참조

[힌트 단어 모음]

<2글자>

응시 등잔, 희망, 군주, 참깨, 풍선, 꽃길, 설날, 공책, 소망, 만화, 식구, 구리, 휴일, 쟁반, 더덕

<3글자>

백열등, 더듬이, 고양이, 소화기, 육각형, 잔소리, 부엉이, 도깨비, 비탈길, 호박꽃, 단호박, 호기심, 장신구, 꽃단장, 호롱불, 반딧불

<4글자>

인어공주, 백설공주, 인과응보, 횡설수설, 약육강식, 호부호형, 흥부놀부, 대장장이, 백만장자, 일편단심, 심심풀이

<5글자>
흥선대원군

[예시답안]

		백	열	등					흥	부	놀	부
				잔	소	리			풍	선		엉
인	어	공	주						대	장	장	이
과		책		만		더	덕		원			
응	시		소	화	기		듬		군	주		
보		희	망		고	양	이					
								백	만	장	자	참
					횡	설	수	설		신	도	깨	비
						날		공		구			탈
	휴							주				꽃	길
	일	편	단	심					약	육	강	식	
			호						각		구	리	
		호	박	꽃			호	부	호	형			
쟁		롱		단					기				
반	딧	불		장			심	심	풀	이			

20 날짜 시간 덧셈 곱셈

월　일

지남력
연산능력
작업기억력

1. 가운데 표 첫째 줄에 연도를 쓰고, 둘째 줄에 날짜, 셋째 줄에 현재 시각을 씁니다.
　이때 날짜와 시각이 한 자리 숫자면 0을 넣어 두 자리로 씁니다.
　(예: 6월 1일인 경우 0601, 오후 2시 5분인 경우 1405)

2. 표의 숫자에 대해서 1단계 연산을 하여 결과값을 씁니다.
　가로 연산: 가로줄의 4개 숫자를 모두 더하여 오른쪽 빈칸에 쓰고, 모두 곱하여
　　　　　　왼쪽 빈칸에 씁니다. 이때 곱셈에서 0은 1로 변경하여 곱합니다.
　세로 연산: 세로줄의 3개 숫자를 모두 더하여 아래쪽 빈칸에 쓰고, 모두 곱하여
　　　　　　위쪽 빈칸에 씁니다. 이때 곱셈에서 0은 1로 변경하여 곱합니다.

3. 1단계의 결과값에 대해서 2단계 연산을 하고 결과값을 씁니다.
　오른쪽 3개 결과값을 곱하여 오른쪽 끝 빈칸에 쓰고, 왼쪽 3개 결과값을 더하여 왼쪽
　끝 빈칸에 씁니다. 아래쪽 4개 결과값을 곱하여 아래 끝 빈칸에 쓰고, 위쪽 4개
　결과값을 더하여 위쪽 끝 빈칸에 씁니다. 이때 곱셈에서 0은 1로 변경하여 곱합니다.

현재 날짜와 시각을 사용하여 '날짜 시간 덧셈 곱셈' 활동을 합니다.

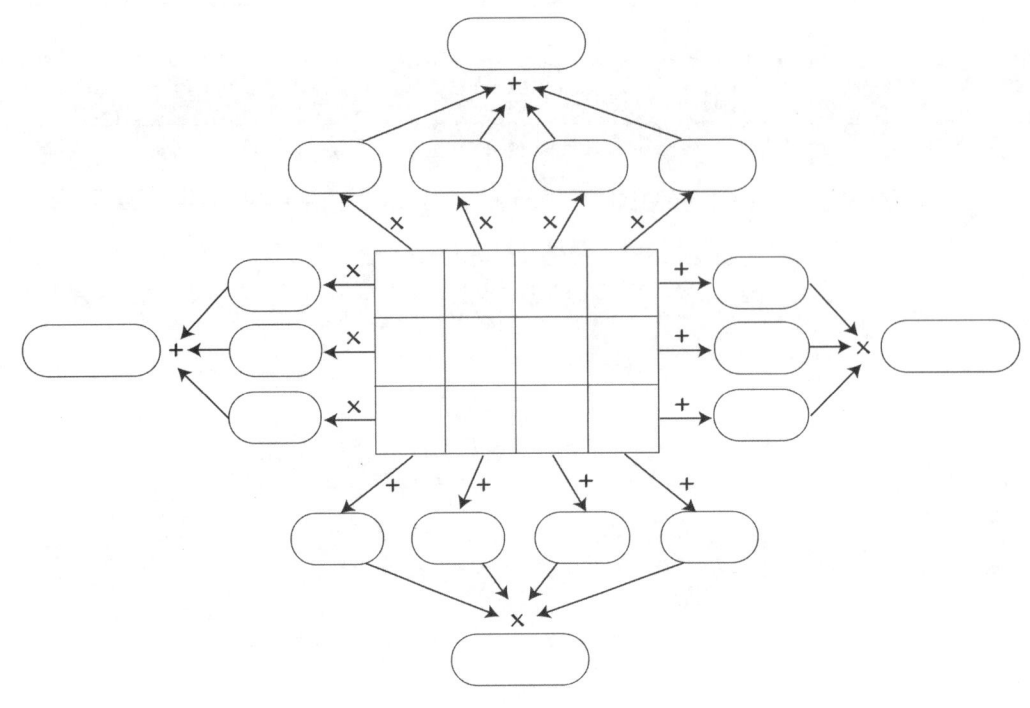

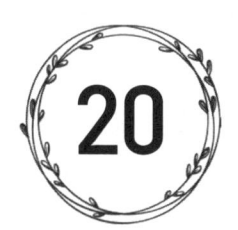 로꾸거 시 읽고 쓰기

주의집중
언어이해
기억력

다음은 윤동주 시인의 '참회록'입니다. 시를 한번 크게 낭송한 뒤, 시를 한 줄씩 거꾸로 읽어봅니다.

예) 산토끼 토끼야 -> 야끼토 끼토산

참회록

윤동주

파란 녹이 낀 구리 거울 속에
내 얼굴이 남아 있는 것은
어느 왕조의 유물이기에
이다지도 욕될까.

나는 나의 참회의 글을 한 줄에 줄이자
- 만 24년 1개월을
무슨 기쁨을 바라 살아왔던가.

내일이나 모레나 그 어느 즐거운 날에
나는 또 한 줄의 참회록을 써야 한다.
- 그때 그 젊은 나이에
왜 그런 부끄런 고백을 했던가.

밤이면 밤마다 나의 거울을
손바닥으로 발바닥으로 닦아 보자.

그러면 어느 운석 밑으로 홀로 걸어가는
슬픈 사람의 뒷모양이
거울 속에 나타나 온다.

윤동주 시인의 '참회록'을 앞에서는 거꾸로 읽어보았다면 이번에는 한 줄씩 거꾸로 써봅니다.

예시답안 참조

<예시답안>

록회참

주동윤

에속 울거 리구 낀 이녹 란파
은것 는있 아남 이굴얼
에기이물유 의조왕 느어
까될욕 도지다이

자이줄 에줄 한 을글 의회참 의나 는나
을월개1 년42 만 -
가던왔아살 라바 을쁨기 슨무

에날 운거즐 느어 그 나레모 나이일내
다한 야써 을록회참 의줄 한 또 는나
에이나 은젊 그 때그
가던했 을백고 런끄부 런그 왜

을울거 의나 다마밤 면이밤
자보 아닦 로으닥바발 로으닥바손

는가어걸 로홀 로으밑 석운 느어 면러그
이양모뒷 의람사 픈슬
다온 나타나 에속 울거

21 날짜 시간 덧셈 곱셈

월   일

지남력
연산능력
작업기억력

1. **가운데 표 첫째 줄에 연도를 쓰고, 둘째 줄에 날짜, 셋째 줄에 현재 시각을 씁니다.**

   이때 날짜와 시각이 한 자리 숫자면 0을 넣어 두 자리로 씁니다.
   (예: 6월 1일인 경우 0601, 오후 2시 5분인 경우 1405)

2. **표의 숫자에 대해서 1단계 연산을 하여 결과값을 씁니다.**

   가로 연산: 가로줄의 4개 숫자를 모두 더하여 오른쪽 빈칸에 쓰고, 모두 곱하여 왼쪽 빈칸에 씁니다. 이때 곱셈에서 0은 1로 변경하여 곱합니다.

   세로 연산: 세로줄의 3개 숫자를 모두 더하여 아래쪽 빈칸에 쓰고, 모두 곱하여 위쪽 빈칸에 씁니다. 이때 곱셈에서 0은 1로 변경하여 곱합니다.

3. **1단계의 결과값에 대해서 2단계 연산을 하고 결과값을 씁니다.**

   오른쪽 3개 결과값을 곱하여 오른쪽 끝 빈칸에 쓰고, 왼쪽 3개 결과값을 더하여 왼쪽 끝 빈칸에 씁니다. 아래쪽 4개 결과값을 곱하여 아래 끝 빈칸에 쓰고, 위쪽 4개 결과값을 더하여 위쪽 끝 빈칸에 씁니다. 이때 곱셈에서 0은 1로 변경하여 곱합니다.

현재 날짜와 시각을 사용하여 '날짜 시간 덧셈 곱셈' 활동을 합니다.

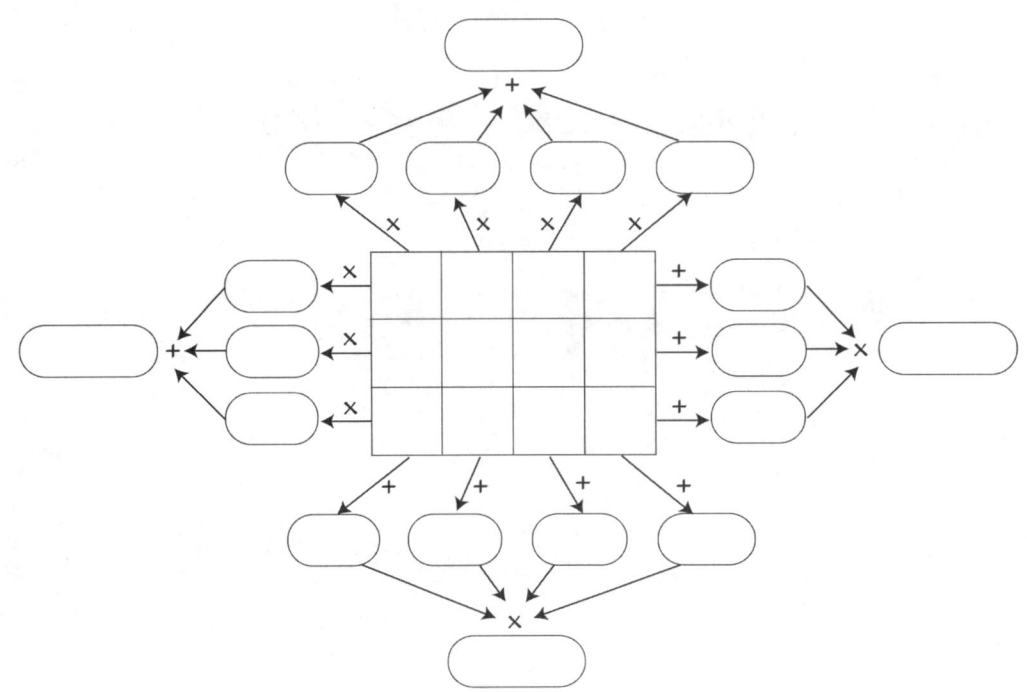

주렁주렁 끝말잇기

주의집중
언어표현
단어구성

주어진 단어의 마지막 문자로 시작하는 단어를 사용하여 끝말잇기를 합니다. 다음의 <보기>처럼 할 수 있는 만큼 계속해 봅니다.

> <보기>
>
> 잉어 → 어부 → 부자 → 자동차 → 차양 → 양장피 → 피망 → 망치 → …

천안→ ( ) → ( ) → ( ) → ( ) →
( ) → ( ) → ( ) → ( )

속초 → ( ) → ( ) → ( ) → ( ) →
( ) → ( ) → ( ) → ( )

정읍 → ( ) → ( ) → ( ) → ( ) →
( ) → ( ) → ( ) → ( )

부산 → ( ) → ( ) → ( ) → ( ) →
( ) → ( ) → ( ) → ( )

예시답안 참조

 **21**   이번 주 버킷리스트   주의집중 / 언어표현 / 계획성

이번 주 하고 싶은 일을 5가지만 생각해서 씁니다.

1.

2.

3.

4.

5.

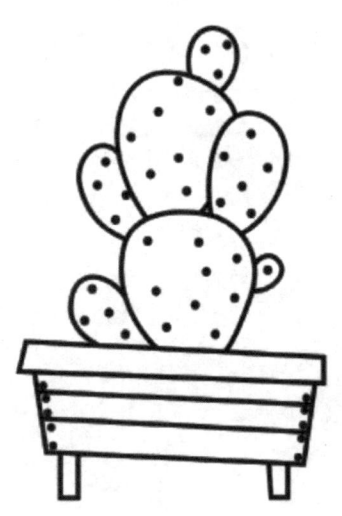

[예시답안]

각자 생각에 따라 다른 답안이 나올 수 있습니다.

천안 → (안주) → (주말) → (말총) → (총알) →
(알사탕) → (탕수육) → (육전) → (전시회)

속초 → (초밥) → (밥상) → (상수원) → (원주) →
(주사) → (사표) → (표정) → (정수리)

정읍 → (읍소) → (소작농) → (농사철) → (철새) →
(새장) → (장신구) → (구슬) → (슬픔)

부산 → (산장) → (장화) → (화실) → (실수) →
(수랏상) → (상추쌈) → (쌈장) → (장화)

날짜 시간 덧셈 곱셈

월   일

지남력
연산능력
작업기억력

1. **가운데 표 첫째 줄에 연도를 쓰고, 둘째 줄에 날짜, 셋째 줄에 현재 시각을 씁니다.**
   이때 날짜와 시각이 한 자리 숫자면 0을 넣어 두 자리로 씁니다.
   (예: 6월 1일인 경우 0601, 오후 2시 5분인 경우 1405)

2. **표의 숫자에 대해서 1단계 연산을 하여 결과값을 씁니다.**
   가로 연산: 가로줄의 4개 숫자를 모두 더하여 오른쪽 빈칸에 쓰고, 모두 곱하여 왼쪽 빈칸에 씁니다. 이때 곱셈에서 0은 1로 변경하여 곱합니다.
   세로 연산: 세로줄의 3개 숫자를 모두 더하여 아래쪽 빈칸에 쓰고, 모두 곱하여 위쪽 빈칸에 씁니다. 이때 곱셈에서 0은 1로 변경하여 곱합니다.

3. **1단계의 결과값에 대해서 2단계 연산을 하고 결과값을 씁니다.**
   오른쪽 3개 결과값을 곱하여 오른쪽 끝 빈칸에 쓰고, 왼쪽 3개 결과값을 더하여 왼쪽 끝 빈칸에 씁니다. 아래쪽 4개 결과값을 곱하여 아래 끝 빈칸에 쓰고, 위쪽 4개 결과값을 더하여 위쪽 끝 빈칸에 씁니다. 이때 곱셈에서 0은 1로 변경하여 곱합니다.

현재 날짜와 시각을 사용하여 '날짜 시간 덧셈 곱셈' 활동을 합니다.

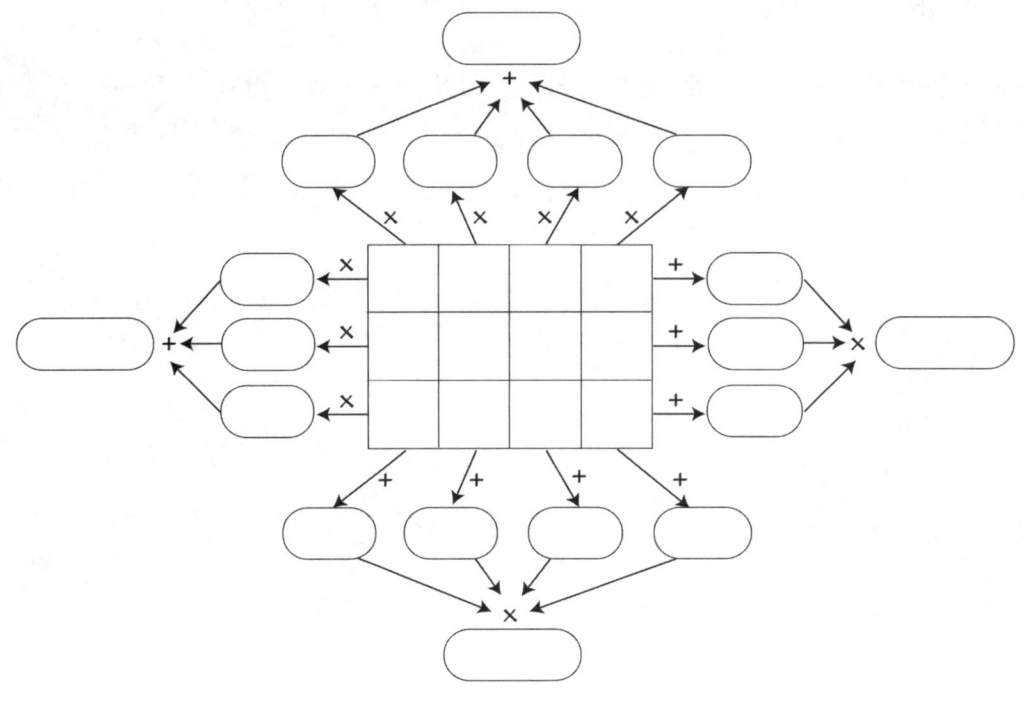

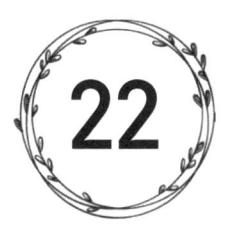 ## 그림 속 다른 부분

정서안정
주의집중
소근육운동

위쪽 그림에 아래쪽 그림과 다른 부분을 찾아 표시하고 개수를 셉니다.

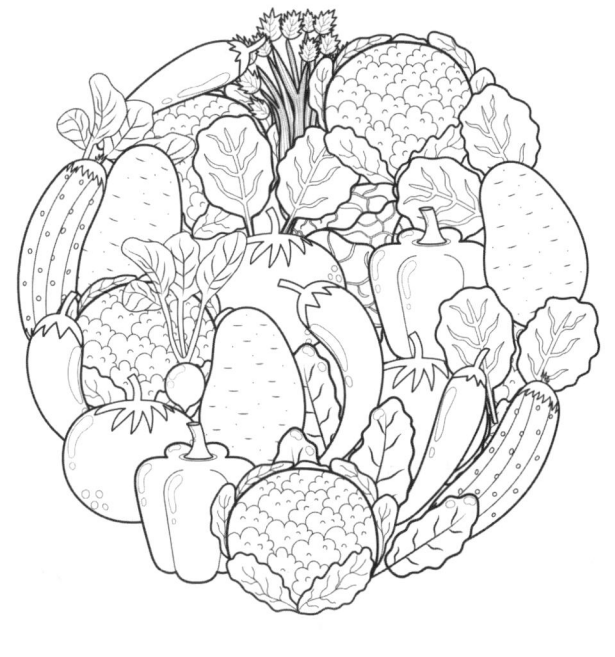

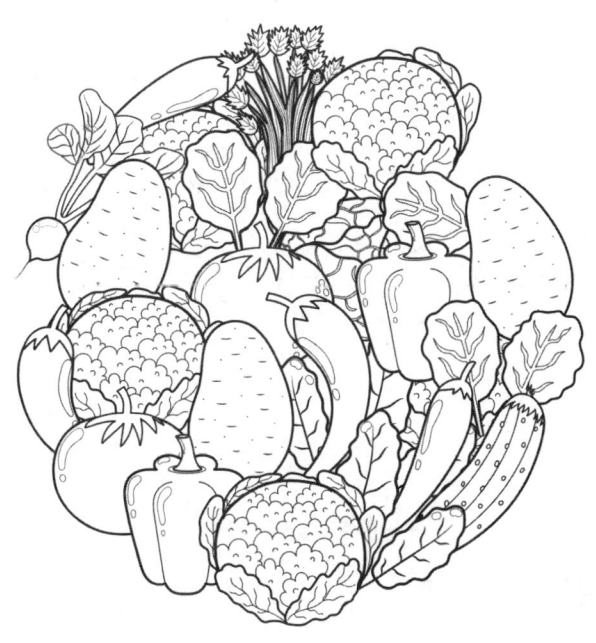

예시답안 참조

건강에 좋은 채소들을 예쁘게 색칠하면서 평소 식단에 대해서 한번 생각을 해 보는 시간을 갖습니다. 그리고 좋아하는 채소나 과일 이름을 적어봅니다.

좋아하는 채소나 과일:

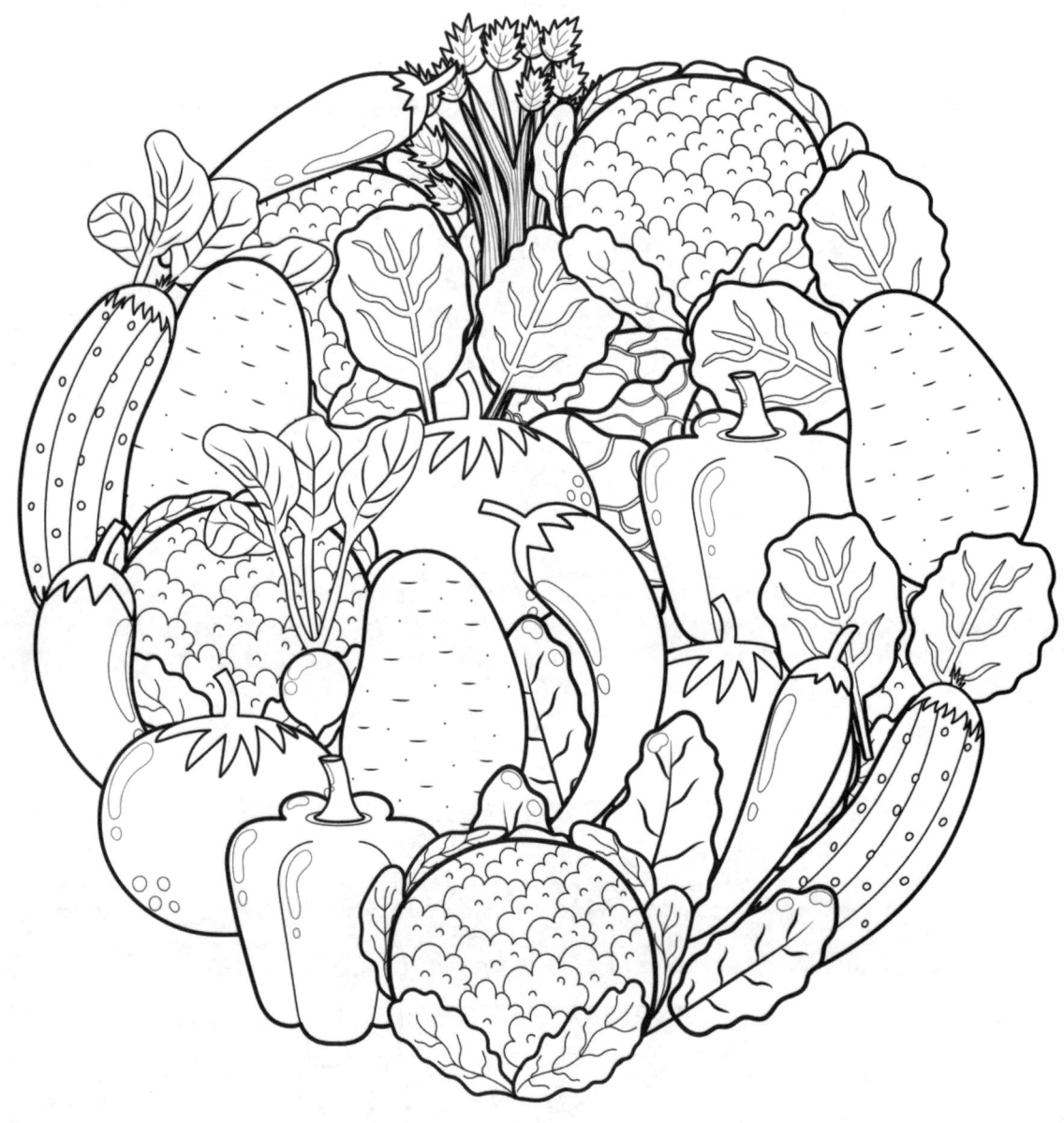

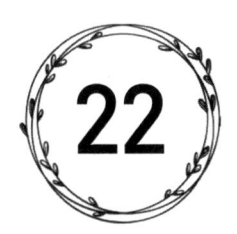

마음을 위한 보약

주의집중
언어이해
소근육운동

문장을 천천히 읽고 글자를 따라 써 봅니다.

공자가 말하였다. "총명하고 생각이 밝더라도 어리석음으로 자기를 지키고, 공이 천하를 덮을 만하더라도 겸양으로 자기를 지키고, 용맹이 세상에 떨칠지라도 겁냄으로써 자기를 지키고, 온 세상을 차지할 정도로 부유하더라도 겸손으로써 자기를 지켜야 하느니라."

출처: 명심보감

위의 글을 그대로 다시 적어봅니다.

[**예시답안**]

두 이미지에서 동그라미 친 부분이 다릅니다. 6곳이 다릅니다.

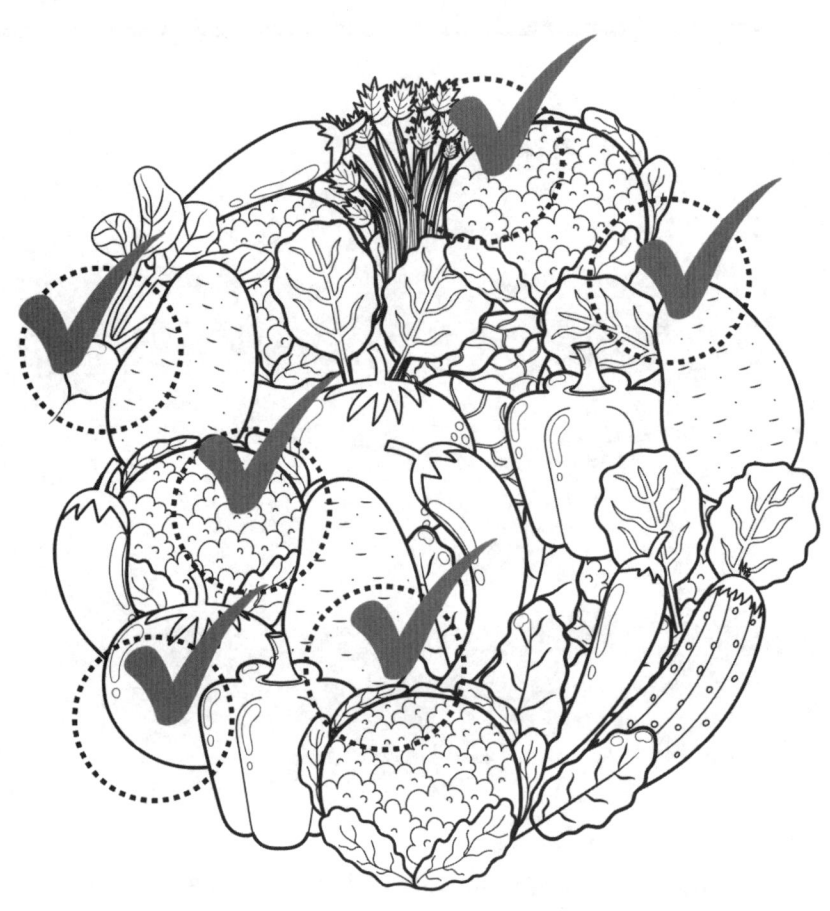

날짜 시간 덧셈 곱셈

월   일

지남력
연산능력
작업기억력

1. 가운데 표 첫째 줄에 연도를 쓰고, 둘째 줄에 날짜, 셋째 줄에 현재 시각을 씁니다.

이때 날짜와 시각이 한 자리 숫자면 0을 넣어 두 자리로 씁니다.

(예: 6월 1일인 경우 0601, 오후 2시 5분인 경우 1405)

2. 표의 숫자에 대해서 1단계 연산을 하여 결과값을 씁니다.

가로 연산: 가로줄의 4개 숫자를 모두 더하여 오른쪽 빈칸에 쓰고, 모두 곱하여 왼쪽 빈칸에 씁니다. 이때 곱셈에서 0은 1로 변경하여 곱합니다.

세로 연산: 세로줄의 3개 숫자를 모두 더하여 아래쪽 빈칸에 쓰고, 모두 곱하여 위쪽 빈칸에 씁니다. 이때 곱셈에서 0은 1로 변경하여 곱합니다.

3. 1단계의 결과값에 대해서 2단계 연산을 하고 결과값을 씁니다.

오른쪽 3개 결과값을 곱하여 오른쪽 끝 빈칸에 쓰고, 왼쪽 3개 결과값을 더하여 왼쪽 끝 빈칸에 씁니다. 아래쪽 4개 결과값을 곱하여 아래 끝 빈칸에 쓰고, 위쪽 4개 결과값을 더하여 위쪽 끝 빈칸에 씁니다. 이때 곱셈에서 0은 1로 변경하여 곱합니다.

현재 날짜와 시각을 사용하여 '날짜 시간 덧셈 곱셈' 활동을 합니다.

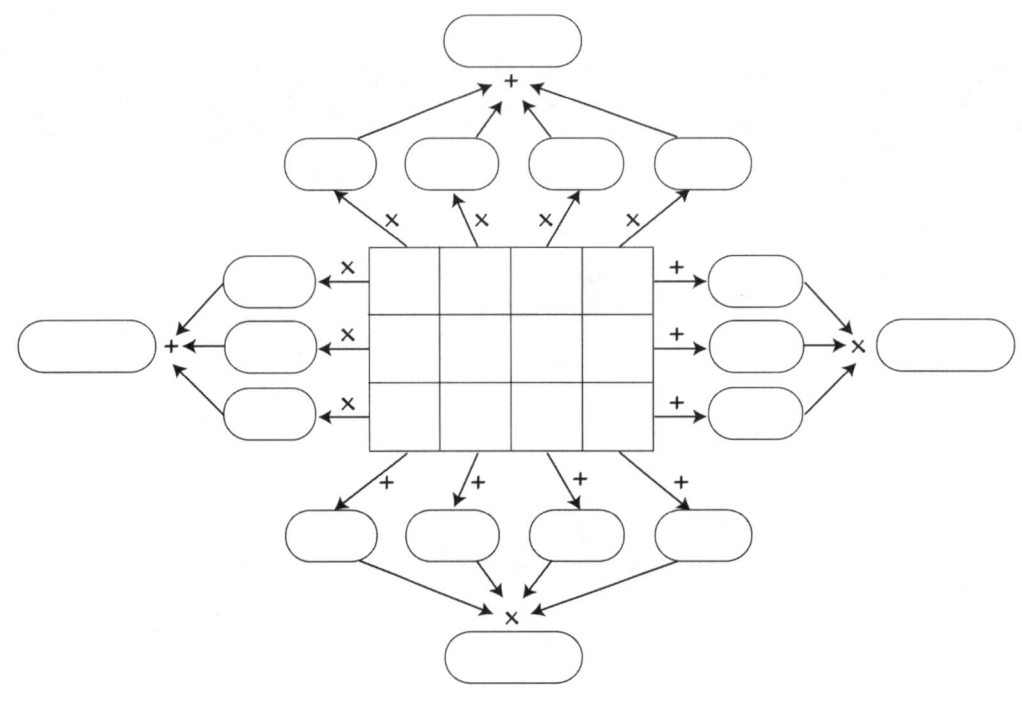

23. 이런저런 단어 만들기

주의집중
언어이해
단어구성

1. 글자재료에 주어진 문장들에 등장하는 글자들만 사용하여 2글자 단어, 3글자 이상 단어를 만듭니다.
2. 글자재료에 있는 글자들을 사용하여 문장을 만듭니다.

글자재료	친절은 이 세상을 아름답게 한다. 상대에게 느끼는 적대적인 감정을 사그라지게 하는 것도 친절의 힘이다. 친정은 사람들 사이에 오해를 풀어 관계를 부드럽게 만들 뿐 아니라 어려운 일도 수월하게 만든다. 어두웠던 마음에 밝은 빛을 비춰 기쁨을 안겨주기도 한다. - 톨스토이 -
2글자 단어	
3글자 이상 단어	
문장	

주사위 덧셈 곱셈

주의집중
상황유추
연산능력

4개의 주사위를 굴려 다음과 같은 계산식이 나왔습니다. 주사위 숫자를 읽고 연산하여 결과값을 빈 주사위 안에 적습니다.

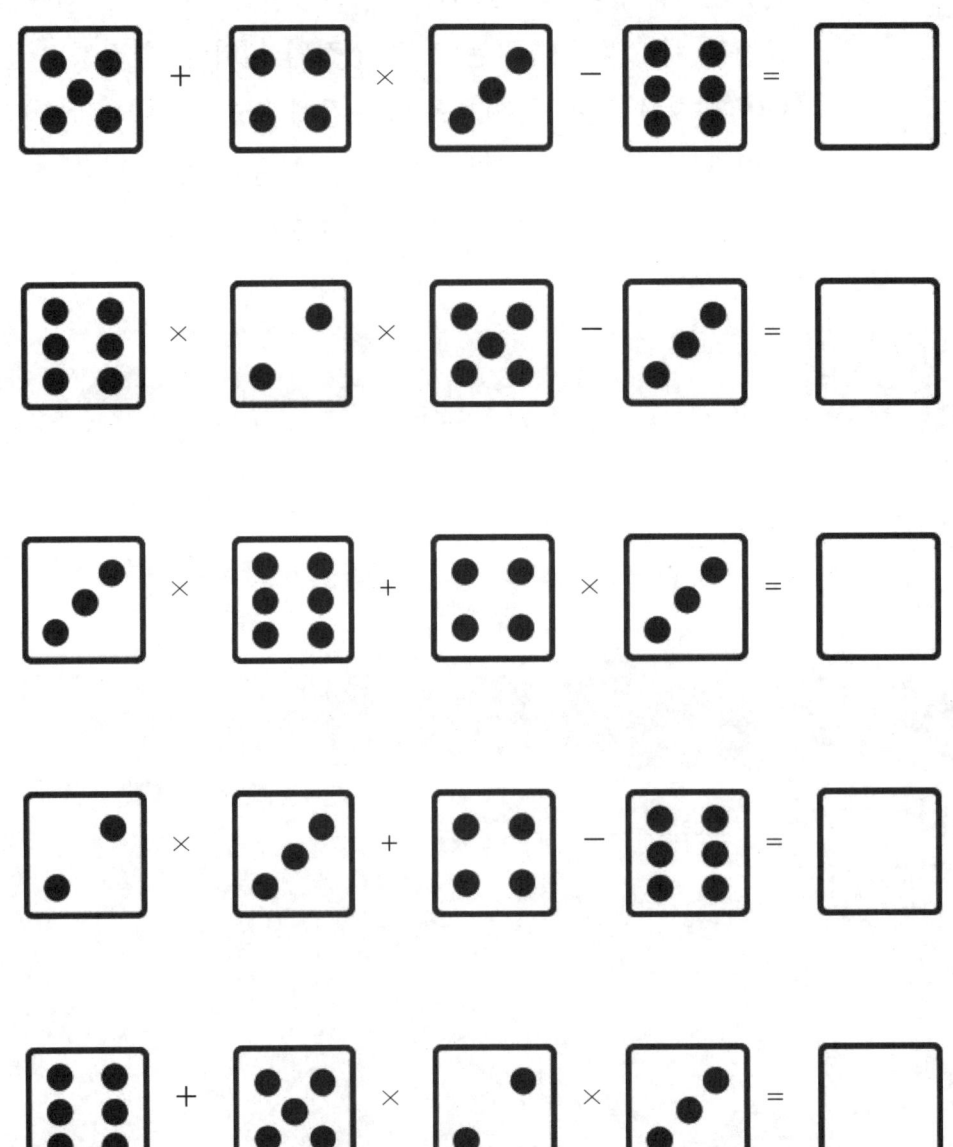

예시답안 참조

[예시답안]

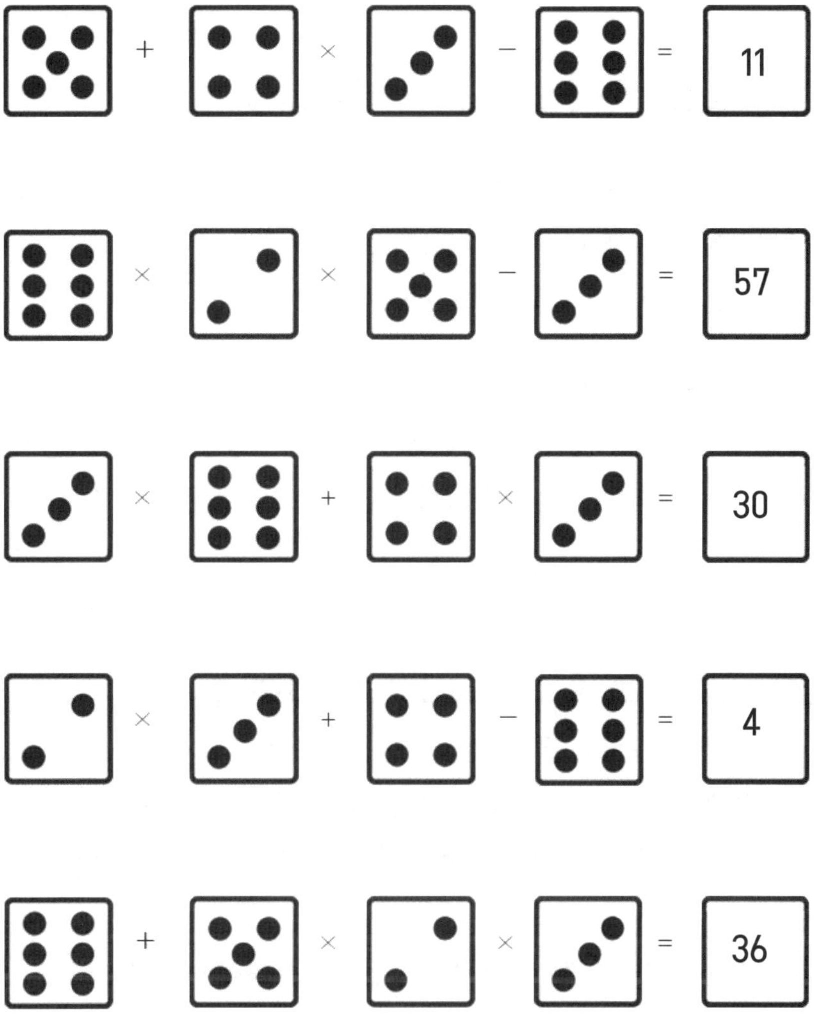

⚄ + ⚃ × ⚂ − ⚅ = 11

⚅ × ⚁ × ⚄ − ⚂ = 57

⚂ × ⚅ + ⚃ × ⚂ = 30

⚁ × ⚂ + ⚃ − ⚅ = 4

⚅ + ⚄ × ⚁ × ⚂ = 36

24 날짜 시간 덧셈 곱셈

월   일

지남력
연산능력
작업기억력

1. **가운데 표 첫째 줄에 연도를 쓰고, 둘째 줄에 날짜, 셋째 줄에 현재 시각을 씁니다.**
   이때 날짜와 시각이 한 자리 숫자면 0을 넣어 두 자리로 씁니다.
   (예: 6월 1일인 경우 0601, 오후 2시 5분인 경우 1405)

2. **표의 숫자에 대해서 1단계 연산을 하여 결과값을 씁니다.**
   가로 연산: 가로줄의 4개 숫자를 모두 더하여 오른쪽 빈칸에 쓰고, 모두 곱하여 왼쪽 빈칸에 씁니다. 이때 곱셈에서 0은 1로 변경하여 곱합니다.
   세로 연산: 세로줄의 3개 숫자를 모두 더하여 아래쪽 빈칸에 쓰고, 모두 곱하여 위쪽 빈칸에 씁니다. 이때 곱셈에서 0은 1로 변경하여 곱합니다.

3. **1단계의 결과값에 대해서 2단계 연산을 하고 결과값을 씁니다.**
   오른쪽 3개 결과값을 곱하여 오른쪽 끝 빈칸에 쓰고, 왼쪽 3개 결과값을 더하여 왼쪽 끝 빈칸에 씁니다. 아래쪽 4개 결과값을 곱하여 아래 끝 빈칸에 쓰고, 위쪽 4개 결과값을 더하여 위쪽 끝 빈칸에 씁니다. 이때 곱셈에서 0은 1로 변경하여 곱합니다.

현재 날짜와 시각을 사용하여 '날짜 시간 덧셈 곱셈' 활동을 합니다.

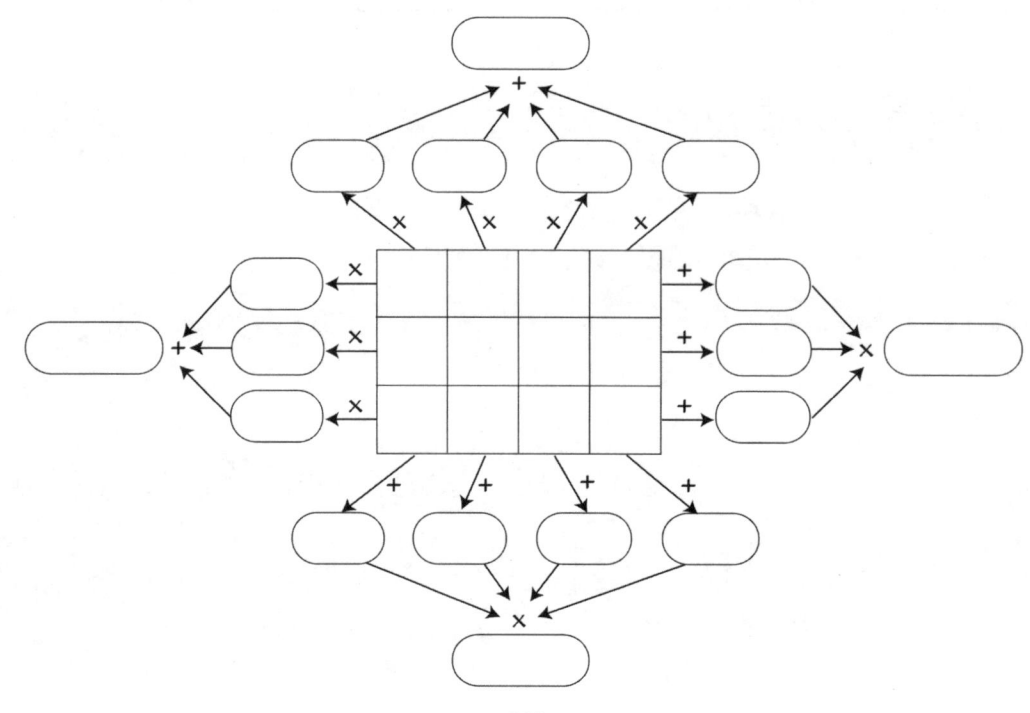

24 다른 모양 찾기

주의집중
시공간
작업기억력

다른 모양을 찾아서 동그라미 표시합니다.

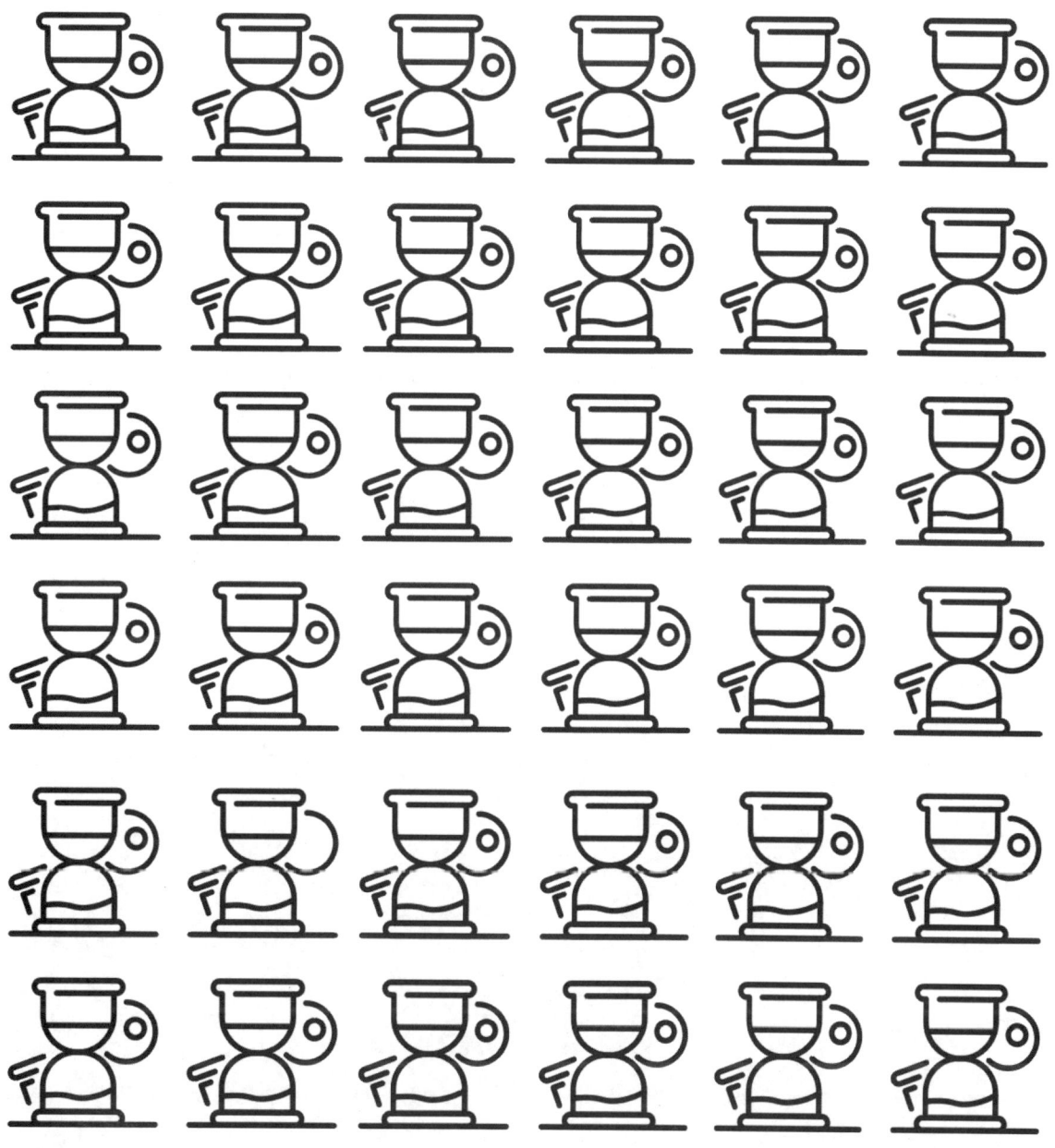

예시답안 참조

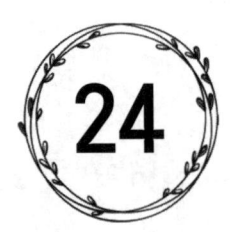

마음을 위한 보약

주의집중
언어이해
소근육운동

문장을 천천히 읽고 글자를 따라 써 봅니다.

성리서(性理書)에 말하였다. "남의 착한 점을 보고 나의 착한 것을 찾아보고, 남의 악한 것을 보고 나의 악한 점을 찾을 것이니, 이와 같이 하여야 바야흐로 유익하다."

출처: 명심보감

위의 글을 그대로 다시 적어봅니다.

[예시답안]

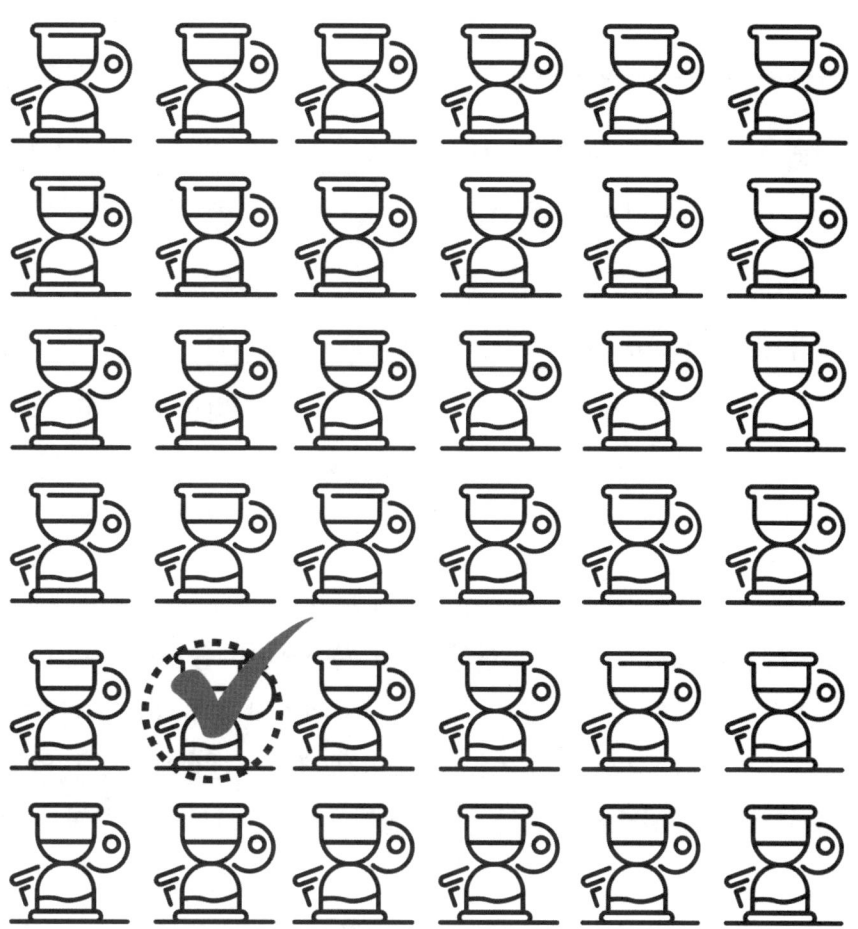

25 날짜 시간 덧셈 곱셈

월   일

지남력
연산능력
작업기억력

1. **가운데 표 첫째 줄에 연도를 쓰고, 둘째 줄에 날짜, 셋째 줄에 현재 시각을 씁니다.**
   이때 날짜와 시각이 한 자리 숫자면 0을 넣어 두 자리로 씁니다.
   (예: 6월 1일인 경우 0601, 오후 2시 5분인 경우 1405)

2. **표의 숫자에 대해서 1단계 연산을 하여 결과값을 씁니다.**
   가로 연산: 가로줄의 4개 숫자를 모두 더하여 오른쪽 빈칸에 쓰고, 모두 곱하여 왼쪽 빈칸에 씁니다. 이때 곱셈에서 0은 1로 변경하여 곱합니다.
   세로 연산: 세로줄의 3개 숫자를 모두 더하여 아래쪽 빈칸에 쓰고, 모두 곱하여 위쪽 빈칸에 씁니다. 이때 곱셈에서 0은 1로 변경하여 곱합니다.

3. **1단계의 결과값에 대해서 2단계 연산을 하고 결과값을 씁니다.**
   오른쪽 3개 결과값을 곱하여 오른쪽 끝 빈칸에 쓰고, 왼쪽 3개 결과값을 더하여 왼쪽 끝 빈칸에 씁니다. 아래쪽 4개 결과값을 곱하여 아래 끝 빈칸에 쓰고, 위쪽 4개 결과값을 더하여 위쪽 끝 빈칸에 씁니다. 이때 곱셈에서 0은 1로 변경하여 곱합니다.

현재 날짜와 시각을 사용하여 '날짜 시간 덧셈 곱셈' 활동을 합니다.

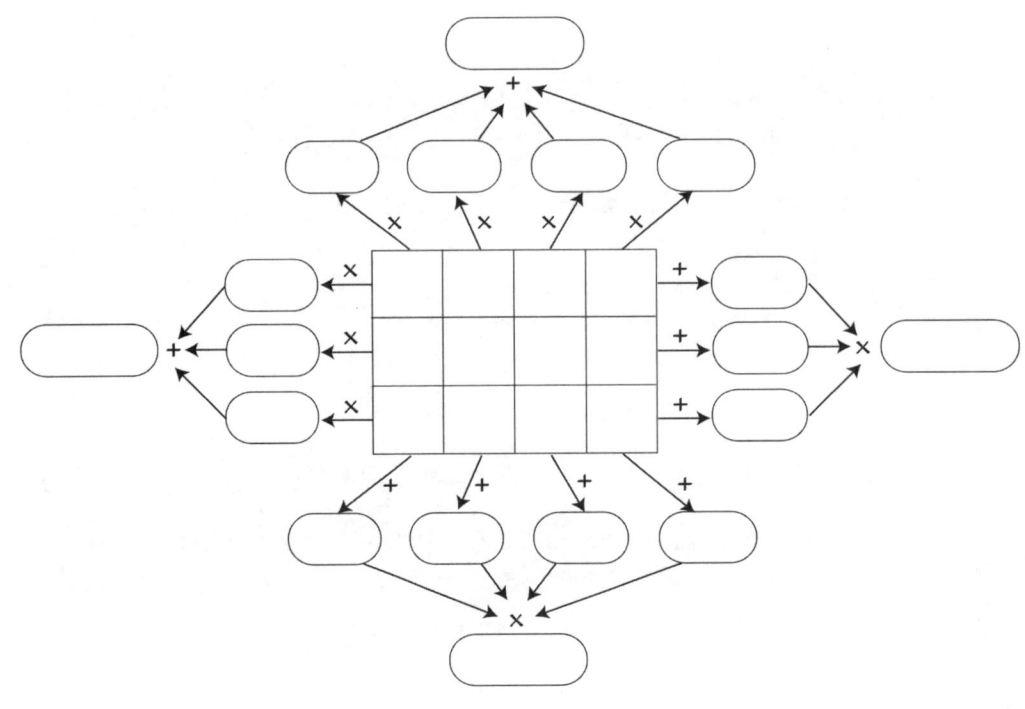

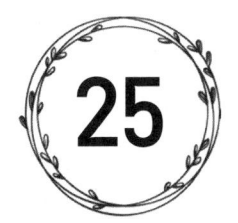

25 글 속의 별자리

주의집중
언어이해
기억력

아래 글을 읽으면서 글자 '이'를 찾아 별을 그립니다.

치매가 심해지면 겪는 환각

치매가 진행됨에 따라 환각 증상이 나타납니다. 주위에 아무도 없어도 소리를 듣거나, 음식이 없는데도 음식 냄새를 맡거나, 있지도 않은 것을 잡으려 합니다. 이러한 행동이 치매 환자를 흥분시키지 않는다면 환각을 막으려고 하기보다 놔두는 것이 좋습니다.

초기에는 환각을 쉽게 멈추게 할 수 있지만, 병이 진행하면 점점 더 어렵게 됩니다. 간단한 질문이나 말을 건넴으로써 환상에 빠진 사람을 되돌릴 수도 있습니다. 눈에 보이는 환상이라면 환자와 얼굴을 맞대고 조용히 무엇이건 이야기하여 환상에 빠지는 것을 방해할 수 있습니다.

환각 때문에 일어나는 공포로 인해 잠자는 것을 두려워하며 불안해서 침대 위로 이불을 머리까지 덮는 분들도 있습니다. 방 안에 새가 가득하다 하여 무슨 새냐고 물어보면 설명도 합니다. 이런 분들은 신체검사를 먼저 받아야 합니다. 환각의 원인이 약물이나 술, 탈수증, 방광이나 신장 감염, 기타 격렬한 통증으로 일어나는 증상이라면 쉽게 치료할 수 있습니다.

거울, 텔레비전, 유리 창문, 기타 표면이 반짝이는 물건들이 환각을 일으킬 수 있습니다. 자기 모습이 반사되는 것을 보고 다른 사람이 있는 것으로 착각하기도 합니다. 거울에 반사된 영상과 환상이 복합될 때 혼란이 더 커집니다. 그래서 이런 상태를 방지하기 위해 반사되는 물건은 덮거나 치워놓도록 합니다. 가끔 사신에 있는 사람에게 먹을 것을 주려고 하는 사람도 있습니다. 이런 경우에는 사진이나 그림을 치우도록 합니다.

아무 것도 보이지 않고 들리지 않는 상황에서 보고 이야기를 하거나 때로는 아무 이유도 없이 씩 웃을 때를 발견하게 됩니다. 무엇이 환자를 저렇게 행동하게 하는지 환자의 생각을 읽어보고 싶기도 하지만, 환자와 논쟁하거나 이성적으로 설명하는 것은 환각을 보는 환자에게 유효한 설득 수단이 아닙니다. 환각은 치매 환자에게는 정말 실체처럼 보이므로 환자가 놀라거나 진정하지 못한다면 우선 환자를 안심시키고 편안하게 해줍니다.

참고자료: '치매 간병의 지혜' 정수경외 저, 메디시언

1. 앞 페이지에서 그려진 별 중에서 10개 정도 선택하여 선으로 이어서 도형을 그립니다.
2. 그린 도형을 기억하여 아래의 공간에 옮겨 그립니다.
3. 옮겨 그린 도형을 잘 관찰하고 연상되는 이미지를 그려 나만의 별자리를 완성합니다. 그리고 별자리 이름을 붙입니다.

별자리 이름 :

날짜 시간 덧셈 곱셈

월   일

지남력
연산능력
작업기억력

1. 가운데 표 첫째 줄에 연도를 쓰고, 둘째 줄에 날짜, 셋째 줄에 현재 시각을 씁니다.
   이때 날짜와 시각이 한 자리 숫자면 0을 넣어 두 자리로 씁니다.
   (예: 6월 1일인 경우 0601, 오후 2시 5분인 경우 1405)

2. 표의 숫자에 대해서 1단계 연산을 하여 결과값을 씁니다.
   가로 연산: 가로줄의 4개 숫자를 모두 더하여 오른쪽 빈칸에 쓰고, 모두 곱하여 왼쪽 빈칸에 씁니다. 이때 곱셈에서 0은 1로 변경하여 곱합니다.
   세로 연산: 세로줄의 3개 숫자를 모두 더하여 아래쪽 빈칸에 쓰고, 모두 곱하여 위쪽 빈칸에 씁니다. 이때 곱셈에서 0은 1로 변경하여 곱합니다.

3. 1단계의 결과값에 대해서 2단계 연산을 하고 결과값을 씁니다.
   오른쪽 3개 결과값을 곱하여 오른쪽 끝 빈칸에 쓰고, 왼쪽 3개 결과값을 더하여 왼쪽 끝 빈칸에 씁니다. 아래쪽 4개 결과값을 곱하여 아래 끝 빈칸에 쓰고, 위쪽 4개 결과값을 더하여 위쪽 끝 빈칸에 씁니다. 이때 곱셈에서 0은 1로 변경하여 곱합니다.

현재 날짜와 시각을 사용하여 '날짜 시간 덧셈 곱셈' 활동을 합니다.

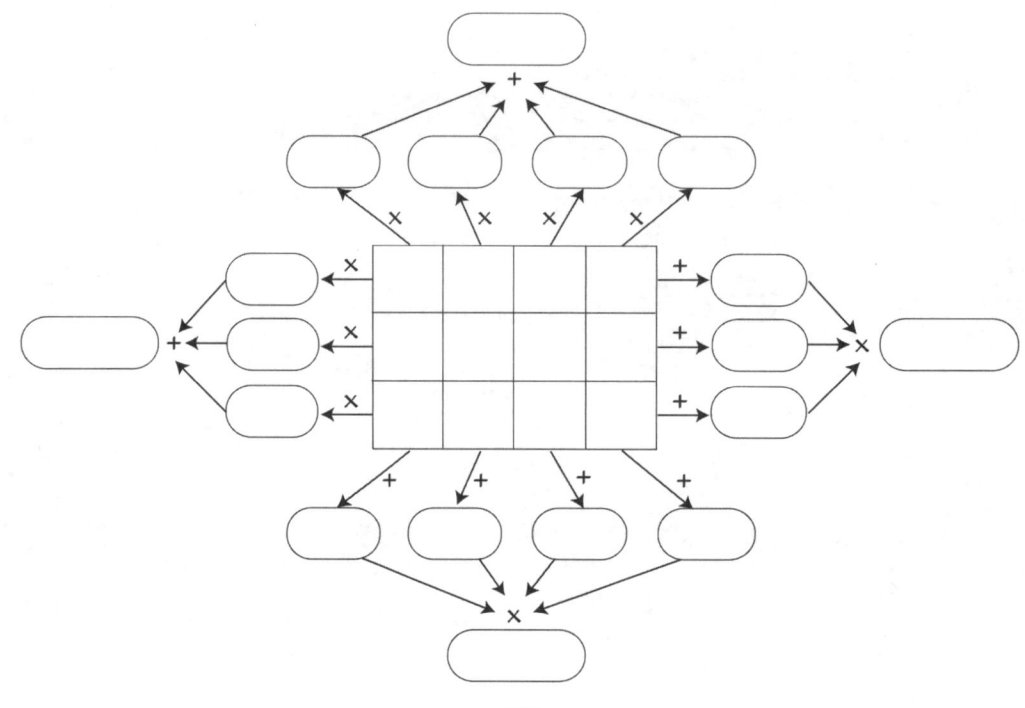

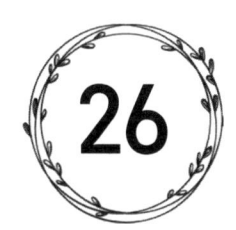

숨은 단어 찾기

주의집중
연상기능
단어구성

다음의 단어들을 단어 퍼즐판에서 가로, 세로, 대각선으로 찾아봅니다.

두뇌트레이닝, 레몬주스, 스트레스, 스마트폰, 트럭운전사, 운수대통, 사랑방, 고무줄놀이, 수타면, 고진감래, 기상청, 기립박수, 수화기, 감청색, 자신감, 색종이, 종달새, 화수분, 신발장 분화구, 구구단, 단오절

두	가	수	나	다	가	스	마	트	폰	가	하
라	뇌	사	타	남	하	트	사	럭	수	나	아
마	수	트	이	면	만	레	각	운	수	대	통
강	아	무	레	몬	주	스	남	전	단	타	가
고	무	줄	놀	이	감	나	무	사	랑	방	다
진	소	리	넘	모	닝	소	리	아	마	도	만
감	네	모	세	기	립	박	수	세	종	시	사
래	감	기	모	상	희	망	화	수	분	가	성
사	자	신	감	청	색	소	기	물	화	중	화
물	수	발	스	시	종	달	새	소	구	구	단
놀	민	장	가	정	이	순	신	리	어	커	오
이	화	장	나	만	백	합	화	반	종	피	절

예시답안 참조

26 이번 주 버킷리스트

주의집중
언어표현
계획성

이번 주 하고 싶은 일을 5가지만 생각해서 씁니다.

1.

2.

3.

4.

5.

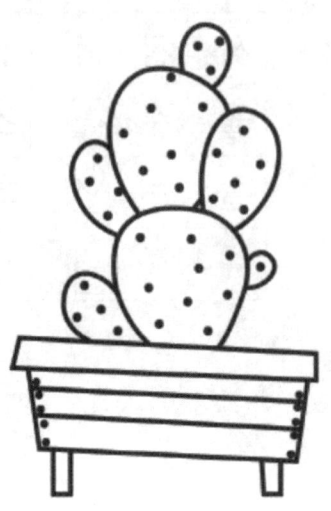

[예시답안]

두	자	수	나	다	가	스	마	트	폰	가	하
라	뇌	산	타	남	하	트	사	럭	수	나	아
마	수	트	이	면	만	레	각	운	수	대	통
강	아	무	레	몬	주	스	남	전	단	타	가
고	무	줄	놀	이	감	나	무	사	랑	방	다
진	소	리	넘	모	닝	소	리	아	마	도	만
감	네	모	세	기	럽	박	수	세	종	시	사
래	감	기	모	상	희	망	화	수	분	가	성
사	자	신	감	청	색	소	기	물	화	중	화
물	수	발	스	시	종	달	새	소	구	구	단
놀	민	장	가	정	이	순	신	리	어	커	오
이	화	장	나	만	백	합	화	반	종	피	절

- 111 -

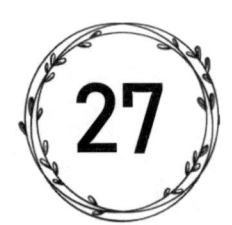

날짜 시간 덧셈 곱셈

월   일

지남력
연산능력
작업기억력

1. **가운데 표 첫째 줄에 연도를 쓰고, 둘째 줄에 날짜, 셋째 줄에 현재 시각을 씁니다.**
   이때 날짜와 시각이 한 자리 숫자면 0을 넣어 두 자리로 씁니다.
   (예: 6월 1일인 경우 0601, 오후 2시 5분인 경우 1405)

2. **표의 숫자에 대해서 1단계 연산을 하여 결과값을 씁니다.**
   가로 연산: 가로줄의 4개 숫자를 모두 더하여 오른쪽 빈칸에 쓰고, 모두 곱하여 왼쪽 빈칸에 씁니다. 이때 곱셈에서 0은 1로 변경하여 곱합니다.
   세로 연산: 세로줄의 3개 숫자를 모두 더하여 아래쪽 빈칸에 쓰고, 모두 곱하여 위쪽 빈칸에 씁니다. 이때 곱셈에서 0은 1로 변경하여 곱합니다.

3. **1단계의 결과값에 대해서 2단계 연산을 하고 결과값을 씁니다.**
   오른쪽 3개 결과값을 곱하여 오른쪽 끝 빈칸에 쓰고, 왼쪽 3개 결과값을 더하여 왼쪽 끝 빈칸에 씁니다. 아래쪽 4개 결과값을 곱하여 아래 끝 빈칸에 쓰고, 위쪽 4개 결과값을 더하여 위쪽 끝 빈칸에 씁니다. 이때 곱셈에서 0은 1로 변경하여 곱합니다.

현재 날짜와 시각을 사용하여 '날짜 시간 덧셈 곱셈' 활동을 합니다.

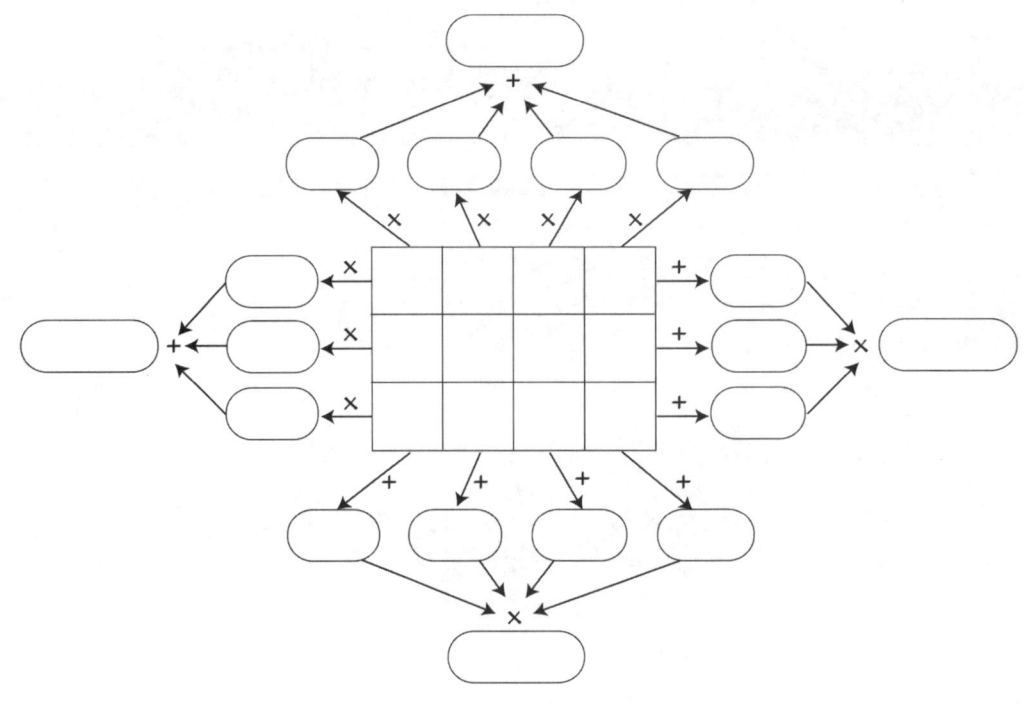

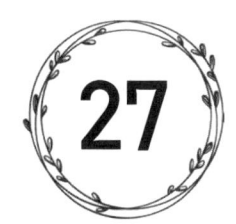

대칭 그림 완성하기

주의집중
시지각
연상기능

점선 왼쪽 부분의 미완성된 패턴을 오른쪽 패턴에 대칭으로 그려 넣어 완성합니다. 그리고 현재 나의 마음을 잘 표현할 수 있는 색상으로 색칠을 하고 제목을 붙여 봅니다.

제 목 :

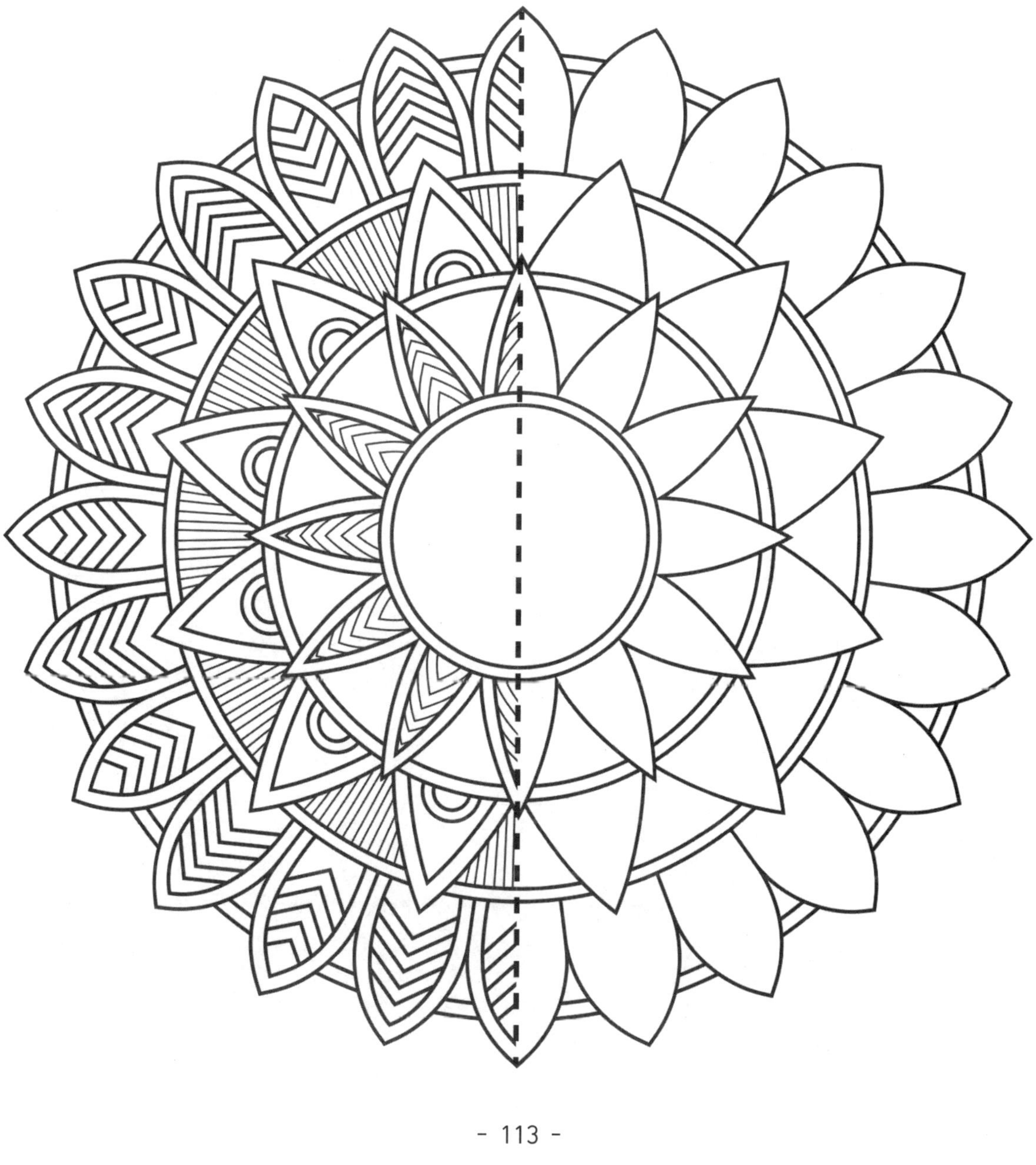

마음을 위한 보약

주의집중
언어이해
소근육운동

문장을 천천히 읽고 글자를 따라 써 봅니다.

효도하고 순한 사람은 또한 효도하고 순한 자식을 낳으며, 부모에게 거역한 사람은 또한 거역하는 자식을 낳는다. 믿지 못하겠거든 저 처마 끝 낙수를 보라. 방울방울 떨어짐이 어긋남이 없느니라.

출처: 명심보감

위의 글을 그대로 다시 적어봅니다.

28 날짜 시간 덧셈 곱셈

월   일

지남력
연산능력
작업기억력

1. **가운데 표 첫째 줄에 연도를 쓰고, 둘째 줄에 날짜, 셋째 줄에 현재 시각을 씁니다.**
   이때 날짜와 시각이 한 자리 숫자면 0을 넣어 두 자리로 씁니다.
   (예: 6월 1일인 경우 0601, 오후 2시 5분인 경우 1405)

2. **표의 숫자에 대해서 1단계 연산을 하여 결과값을 씁니다.**
   가로 연산: 가로줄의 4개 숫자를 모두 더하여 오른쪽 빈칸에 쓰고, 모두 곱하여 왼쪽 빈칸에 씁니다. 이때 곱셈에서 0은 1로 변경하여 곱합니다.
   세로 연산: 세로줄의 3개 숫자를 모두 더하여 아래쪽 빈칸에 쓰고, 모두 곱하여 위쪽 빈칸에 씁니다. 이때 곱셈에서 0은 1로 변경하여 곱합니다.

3. **1단계의 결과값에 대해서 2단계 연산을 하고 결과값을 씁니다.**
   오른쪽 3개 결과값을 곱하여 오른쪽 끝 빈칸에 쓰고, 왼쪽 3개 결과값을 더하여 왼쪽 끝 빈칸에 씁니다. 아래쪽 4개 결과값을 곱하여 아래 끝 빈칸에 쓰고, 위쪽 4개 결과값을 더하여 위쪽 끝 빈칸에 씁니다. 이때 곱셈에서 0은 1로 변경하여 곱합니다.

현재 날짜와 시각을 사용하여 '날짜 시간 덧셈 곱셈' 활동을 합니다.

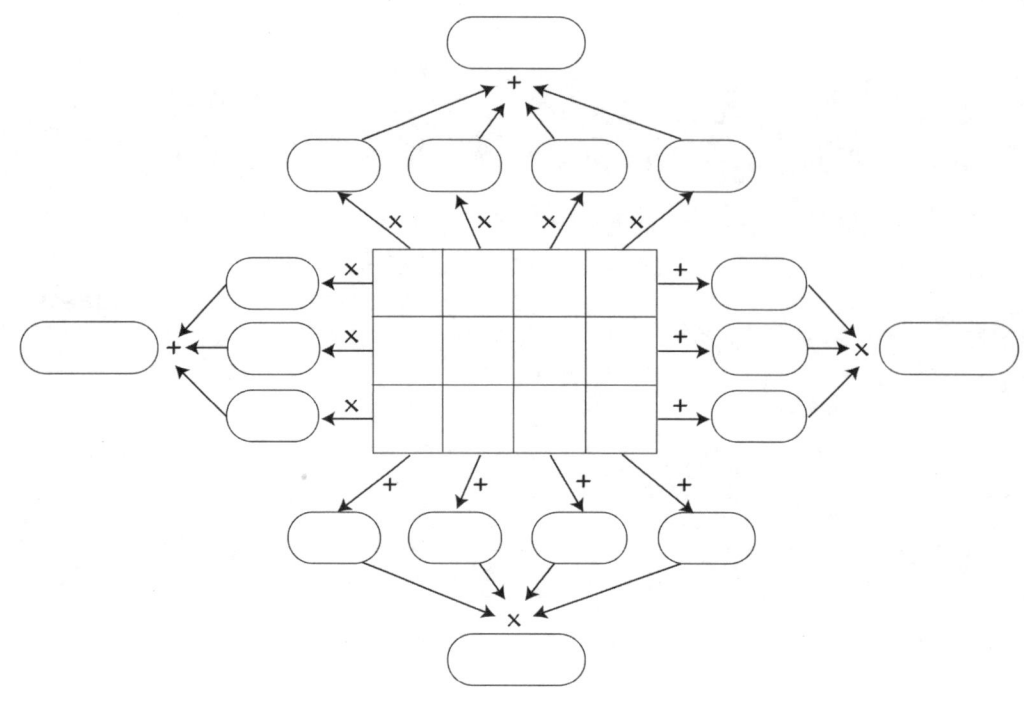

28 점 이어 그림 완성하기

주의집중
연상기능
작업기억

화살표에서 시작하여 중간에 연필을 떼지 않고 한 번에 쭉 점선을 이어 그려서 완성합니다.

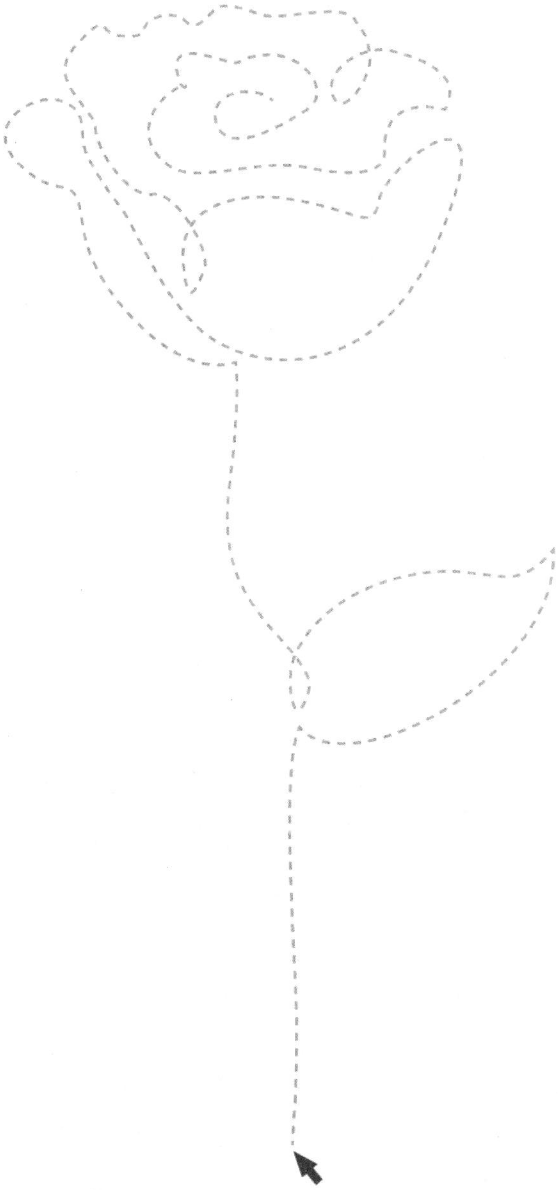

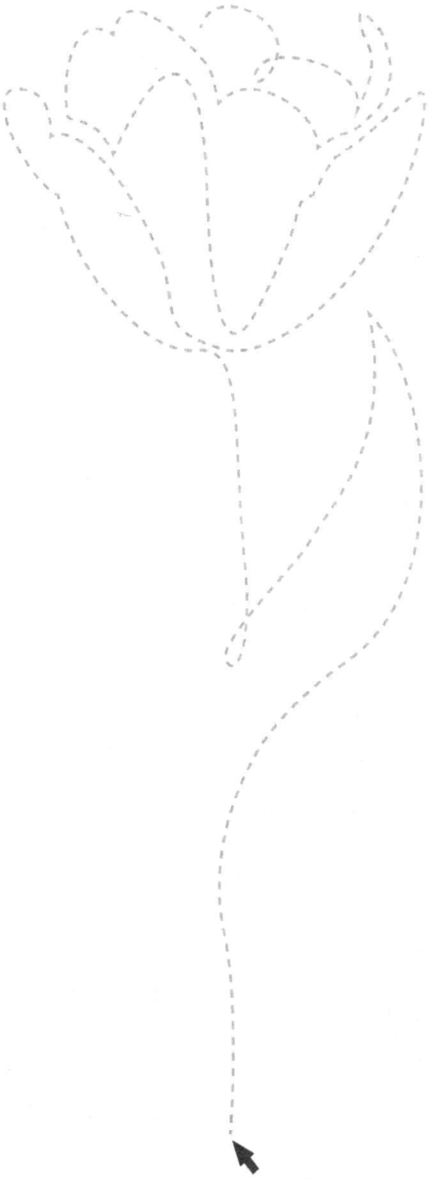

완성된 이미지는 꽃입니다. 꽃을 주며 감사한 마음을 표현하고 싶은 사람들을 생각하고 그 이유를 적어봅니다.

감사하는 마음을 전하고 싶은 사람과 이유 :

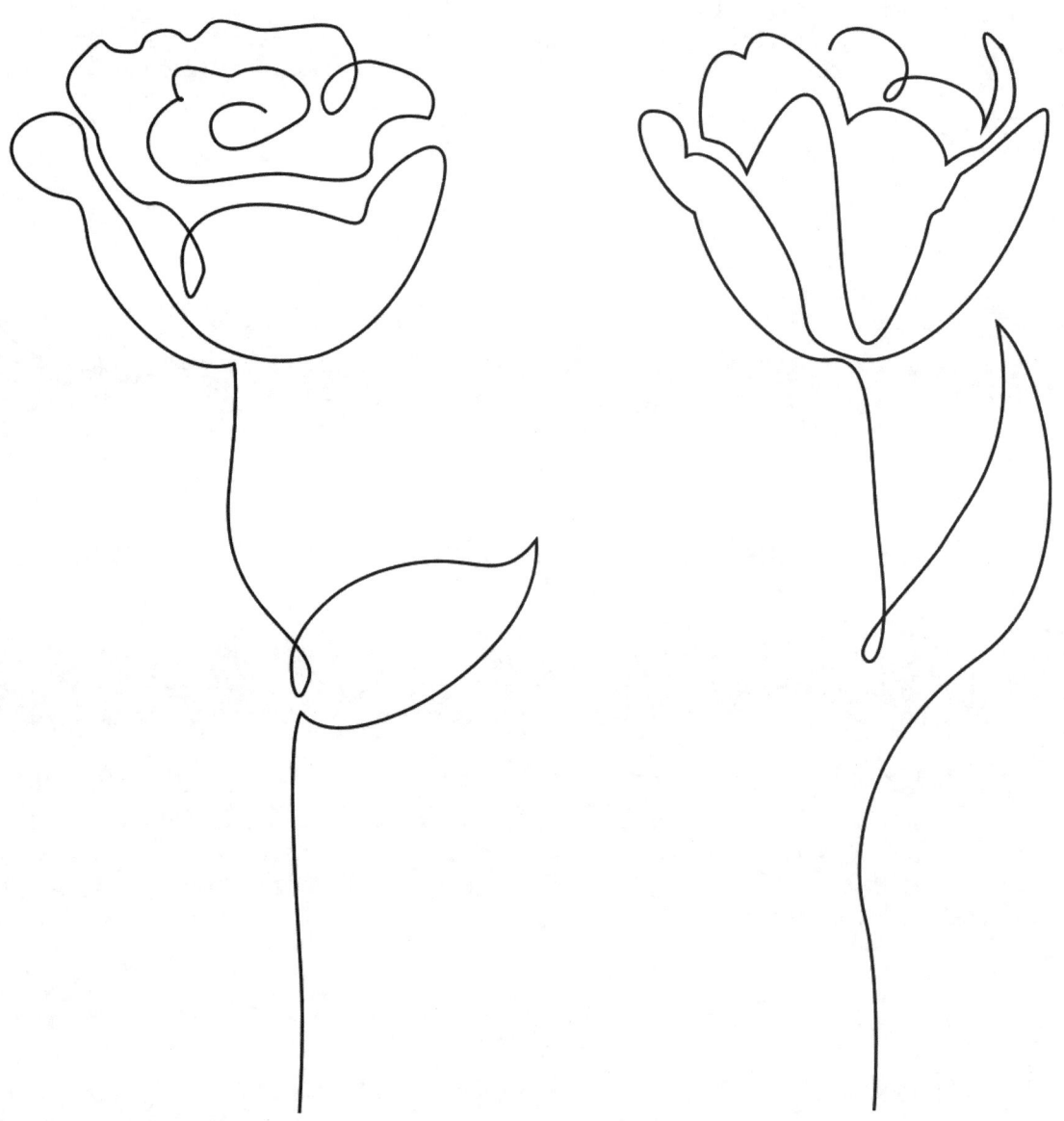

 날짜 시간 덧셈 곱셈

월   일

지남력
연산능력
작업기억력

1. 가운데 표 첫째 줄에 연도를 쓰고, 둘째 줄에 날짜, 셋째 줄에 현재 시각을 씁니다.
   이때 날짜와 시각이 한 자리 숫자면 0을 넣어 두 자리로 씁니다.
   (예: 6월 1일인 경우 0601, 오후 2시 5분인 경우 1405)

2. 표의 숫자에 대해서 1단계 연산을 하여 결과값을 씁니다.
   가로 연산: 가로줄의 4개 숫자를 모두 더하여 오른쪽 빈칸에 쓰고, 모두 곱하여 왼쪽 빈칸에 씁니다. 이때 곱셈에서 0은 1로 변경하여 곱합니다.
   세로 연산: 세로줄의 3개 숫자를 모두 더하여 아래쪽 빈칸에 쓰고, 모두 곱하여 위쪽 빈칸에 씁니다. 이때 곱셈에서 0은 1로 변경하여 곱합니다.

3. 1단계의 결과값에 대해서 2단계 연산을 하고 결과값을 씁니다.
   오른쪽 3개 결과값을 곱하여 오른쪽 끝 빈칸에 쓰고, 왼쪽 3개 결과값을 더하여 왼쪽 끝 빈칸에 씁니다. 아래쪽 4개 결과값을 곱하여 아래 끝 빈칸에 쓰고, 위쪽 4개 결과값을 더하여 위쪽 끝 빈칸에 씁니다. 이때 곱셈에서 0은 1로 변경하여 곱합니다.

현재 날짜와 시각을 사용하여 '날짜 시간 덧셈 곱셈' 활동을 합니다.

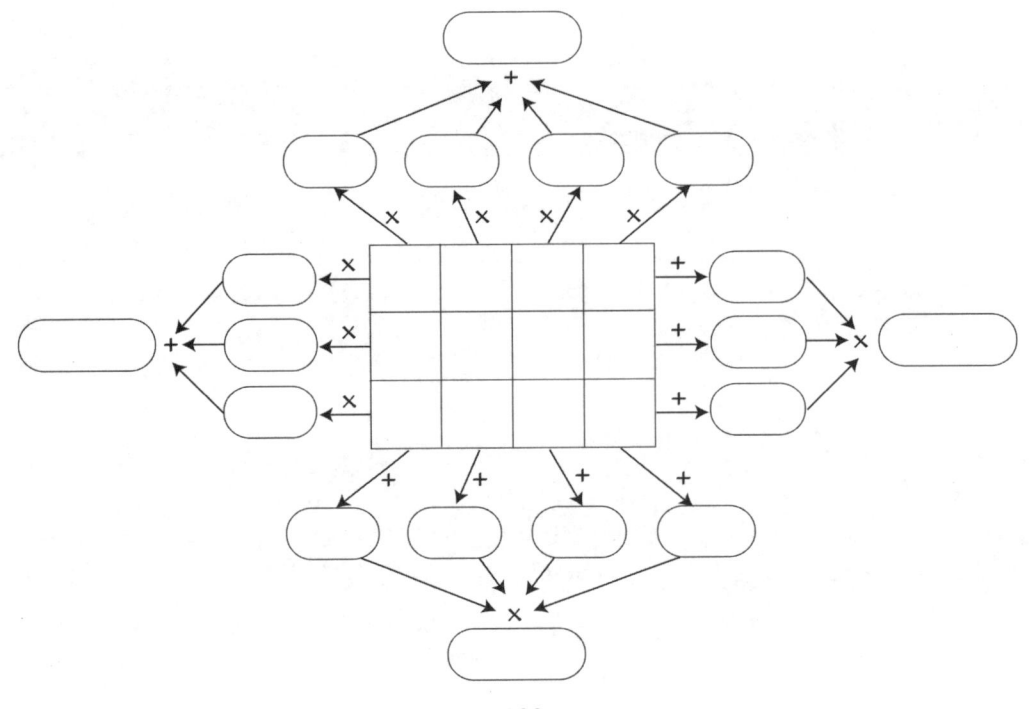

가로세로 십자말

주의집중
추론기능
언어이해

가로 열쇠, 세로 열쇠를 참조해서 십자말 풀이를 합니다.

예시답안 참조

<가로 열쇠>

1. 특정 사안과 관련자들을 한곳에 모아 조사위원의 질문에 답하도록 하는 것.
2. 가족 구성원의 수가 많은 가족.
4. 감탄 부호 !의 이름.
5. 회사 소속이 아닌 개인이 운영하는 택시.
7. 옆으로 밀어서 움직이는 문.
9. 전문 기관에서 병원 관련 업무를 훈련받은 사람으로서 의사나 간호사를 보조하는 업무를 하는 사람.
10. 대화나 설득이 아닌 억지를 부르고 원하는 것을 얻어내는 것.
13. 농구에서 공이 바스켓을 통과하지 못하고 림이나 백보드에 튕겨 나오는 것.
15. 머리카락이 흘러내리는 것을 고정하기 위해 꽂는 핀.
17. 실업보험에 가입했던 근로자가 실업하게 되었을 때 지급하는 수당.
19. 1970년대 우리나라에서 국가적으로 추진한 개발 운동.
23. 방송국에서 보낸 전파를 수신하여 음성으로 바꿔 주는 기계장치.
25. 교통에 관계가 있는 도로 상황이나 공사 여부 등에 대한 정보.
27. '생선은 머리가 맛있고, 육지 고기는 꼬리가 맛있다'라는 사자성어.

<세로 열쇠>

1. 기원전 2000년경으로 청동기로 도구를 만들어 사용하던 시대.
3. 물고기 가슴 부위에 붙어 있는 한 쌍의 지느러미.
5. 투표함을 개봉하여 표를 확인하는 것.
6. 여러 가지 재주가 많은 사람을 이르는 사자성어.
8. 글쓰기를 위해 필요한 4가지 종이, 붓, 먹, 벼루를 이르는 말.
14. 드럼을 연주하는 사람.
16. 석유에서 분리되는 흰색의 반투명 고체로 양초 재료로 사용됨.
17. 노인이 편히 생활하도록 갖추어 놓은 시설이나 마을.
18. 서울시 중구 명동에 위치한 성당으로 우리나라에서 가장 큰 성당.
24. 바람이 불어 세차게 날리는 눈.
26. 수치나 양이 최소인 것을 말함. 맥시멈의 반대말.

[예시답안]

청	문	회			눈				어	두	육	미
동		교	통	정	보							니
기				라	디	오						멈
시			팔									
대	가	족	방				산					명
	슴		미				새	마	을	운	동	
	지	개	인	택	시						성	
	느	낌	표					실	업	수	당	
	러							버				
	미	닫	이	문				타				
				방		리	바	운	드		파	
간	호	조	무	사					러		라	
				우	격	다	짐		머	리	핀	

날짜 시간 덧셈 곱셈

월   일

지남력
연산능력
작업기억력

1. **가운데 표 첫째 줄에 연도를 쓰고, 둘째 줄에 날짜, 셋째 줄에 현재 시각을 씁니다.**
   이때 날짜와 시각이 한 자리 숫자면 0을 넣어 두 자리로 씁니다.
   (예: 6월 1일인 경우 0601, 오후 2시 5분인 경우 1405)

2. **표의 숫자에 대해서 1단계 연산을 하여 결과값을 씁니다.**
   가로 연산: 가로줄의 4개 숫자를 모두 더하여 오른쪽 빈칸에 쓰고, 모두 곱하여 왼쪽 빈칸에 씁니다. 이때 곱셈에서 0은 1로 변경하여 곱합니다.
   세로 연산: 세로줄의 3개 숫자를 모두 더하여 아래쪽 빈칸에 쓰고, 모두 곱하여 위쪽 빈칸에 씁니다. 이때 곱셈에서 0은 1로 변경하여 곱합니다.

3. **1단계의 결과값에 대해서 2단계 연산을 하고 결과값을 씁니다.**
   오른쪽 3개 결과값을 곱하여 오른쪽 끝 빈칸에 쓰고, 왼쪽 3개 결과값을 더하여 왼쪽 끝 빈칸에 씁니다. 아래쪽 4개 결과값을 곱하여 아래 끝 빈칸에 쓰고, 위쪽 4개 결과값을 더하여 위쪽 끝 빈칸에 씁니다. 이때 곱셈에서 0은 1로 변경하여 곱합니다.

현재 날짜와 시각을 사용하여 '날짜 시간 덧셈 곱셈' 활동을 합니다.

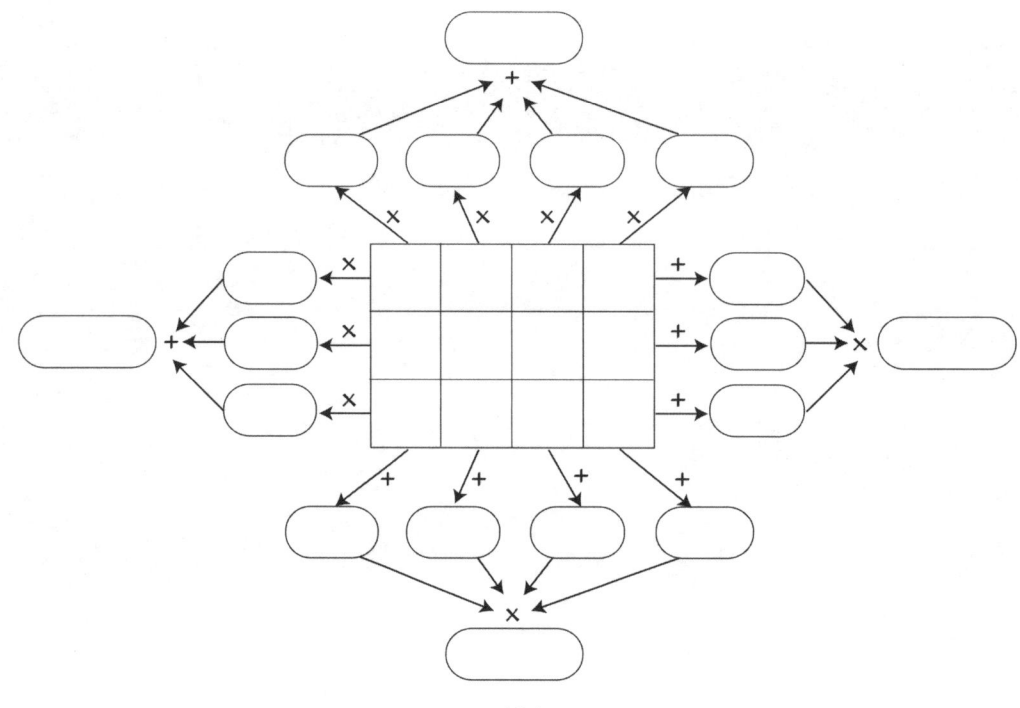

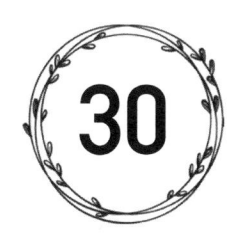

로꾸거 시 읽고 쓰기

주의집중
언어이해
기억력

다음은 윤동주 시인의 '새로운 길'입니다. 시를 크게 낭송한 뒤, 시를 한 줄씩 거꾸로 읽어봅니다.

예) 산토끼 토끼야 -> 야끼토 끼토산

새로운 길

윤동주

내를 건너서 숲으로

고개를 넘어서 마을로

어제도 가고 오늘도 갈

나의 새로운 길

민들레가 피고 까치가 날고

아저씨가 지나고 바람이 일고

나의 길은 언제나 새로운 길

오늘도.....내일도.....

내를 건너서 숲으로

고개를 넘어서 마을로

윤동주 시인의 '새로운 길'을 앞에서는 거꾸로 읽어보았다면 이번에는 한 줄씩 거꾸로 써봅니다.

예시답안 참조

[예시답안]

길 운로새

주동윤

로으숲 서너건 를내

로을마 서어넘 를개고

갈 도늘오 고가 도제어

길 운로새 의나

고날 가치까 고피 가레들민

고일 이람바 고나지 가씨저아

길 운로새 나제언 은길 의나

도일내 도늘오

로으숲 서너건 를내

로을마 서어넘 를개고

날짜 시간 덧셈 곱셈

월   일

지남력
연산능력
작업기억력

1. **가운데 표 첫째 줄에 연도를 쓰고, 둘째 줄에 날짜, 셋째 줄에 현재 시각을 씁니다.** 이때 날짜와 시각이 한 자리 숫자면 0을 넣어 두 자리로 씁니다.
   (예: 6월 1일인 경우 0601, 오후 2시 5분인 경우 1405)

2. **표의 숫자에 대해서 1단계 연산을 하여 결과값을 씁니다.**
   가로 연산: 가로줄의 4개 숫자를 모두 더하여 오른쪽 빈칸에 쓰고, 모두 곱하여 왼쪽 빈칸에 씁니다. 이때 곱셈에서 0은 1로 변경하여 곱합니다.
   세로 연산: 세로줄의 3개 숫자를 모두 더하여 아래쪽 빈칸에 쓰고, 모두 곱하여 위쪽 빈칸에 씁니다. 이때 곱셈에서 0은 1로 변경하여 곱합니다.

3. **1단계의 결과값에 대해서 2단계 연산을 하고 결과값을 씁니다.**
   오른쪽 3개 결과값을 곱하여 오른쪽 끝 빈칸에 쓰고, 왼쪽 3개 결과값을 더하여 왼쪽 끝 빈칸에 씁니다. 아래쪽 4개 결과값을 곱하여 아래 끝 빈칸에 쓰고, 위쪽 4개 결과값을 더하여 위쪽 끝 빈칸에 씁니다. 이때 곱셈에서 0은 1로 변경하여 곱합니다.

현재 날짜와 시각을 사용하여 '날짜 시간 덧셈 곱셈' 활동을 합니다.

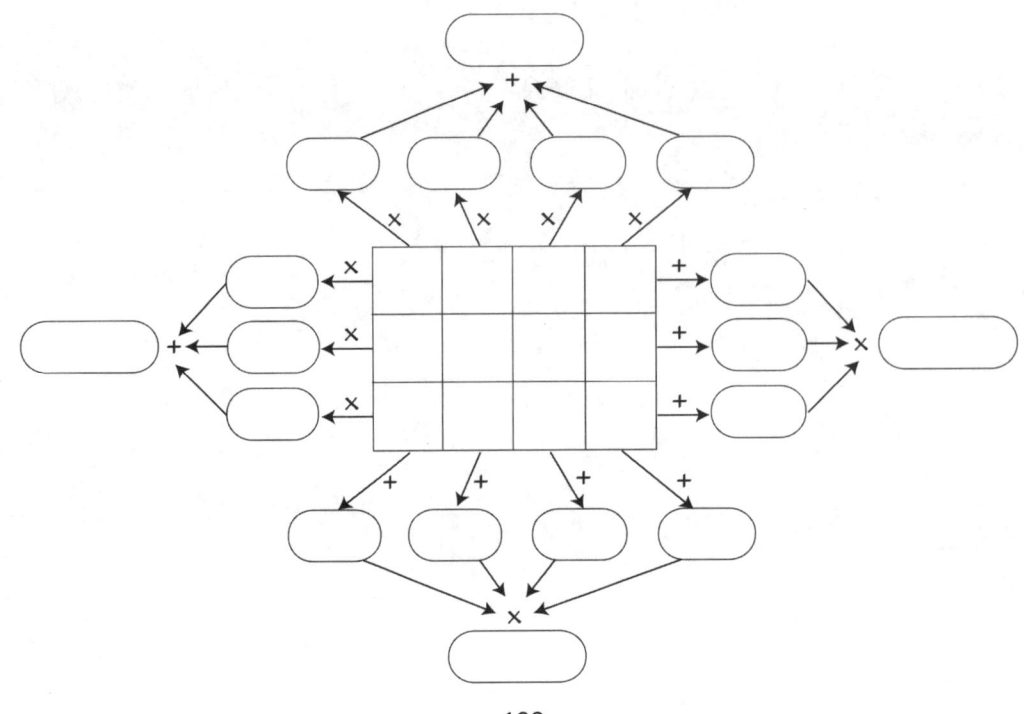

이름 삼행시

주의집중
언어표현
기억력

지난주에 만났던 사람들 중 2명에 대해 함께 했던 일을 기억하고, 그 사람들 이름으로 삼행시를 짓습니다.
(예: 양 - 양심이 있습니다. 은-은근히 욕심도 있습니다. 미-미안할 일은 안 합니다.)

만난 사람 이름 :
만난 장소 :
함께 했던 일 :

만난 사람 이름 :
만난 장소 :
함께 했던 일 :

이번 주 버킷리스트

주의집중
언어표현
계획성

이번 주 하고 싶은 일을 5가지만 생각해서 씁니다.

1.

2.

3.

4.

5.

날짜 시간 덧셈 곱셈

월   일

지남력
연산능력
작업기억력

1. 가운데 표 첫째 줄에 연도를 쓰고, 둘째 줄에 날짜, 셋째 줄에 현재 시각을 씁니다.

이때 날짜와 시각이 한 자리 숫자면 0을 넣어 두 자리로 씁니다.

(예: 6월 1일인 경우 0601, 오후 2시 5분인 경우 1405)

2. 표의 숫자에 대해서 1단계 연산을 하여 결과값을 씁니다.

가로 연산: 가로줄의 4개 숫자를 모두 더하여 오른쪽 빈칸에 쓰고, 모두 곱하여 왼쪽 빈칸에 씁니다. 이때 곱셈에서 0은 1로 변경하여 곱합니다.

세로 연산: 세로줄의 3개 숫자를 모두 더하여 아래쪽 빈칸에 쓰고, 모두 곱하여 위쪽 빈칸에 씁니다. 이때 곱셈에서 0은 1로 변경하여 곱합니다.

3. 1단계의 결과값에 대해서 2단계 연산을 하고 결과값을 씁니다.

오른쪽 3개 결과값을 곱하여 오른쪽 끝 빈칸에 쓰고, 왼쪽 3개 결과값을 더하여 왼쪽 끝 빈칸에 씁니다. 아래쪽 4개 결과값을 곱하여 아래 끝 빈칸에 쓰고, 위쪽 4개 결과값을 더하여 위쪽 끝 빈칸에 씁니다. 이때 곱셈에서 0은 1로 변경하여 곱합니다.

현재 날짜와 시각을 사용하여 '날짜 시간 덧셈 곱셈' 활동을 합니다.

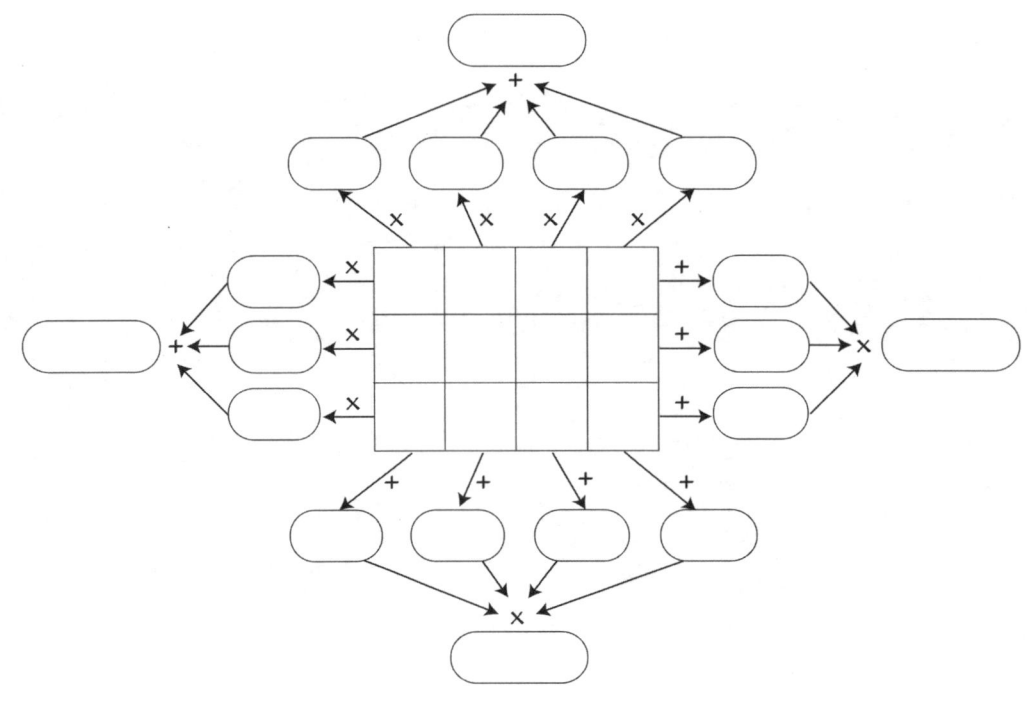

32 만다라 색칠하기

정서안정
언어표현
소근육운동

마음속에 정원을 상상하면서 다음의 만다라를 색칠하고 제목을 붙입니다.

제 목 :

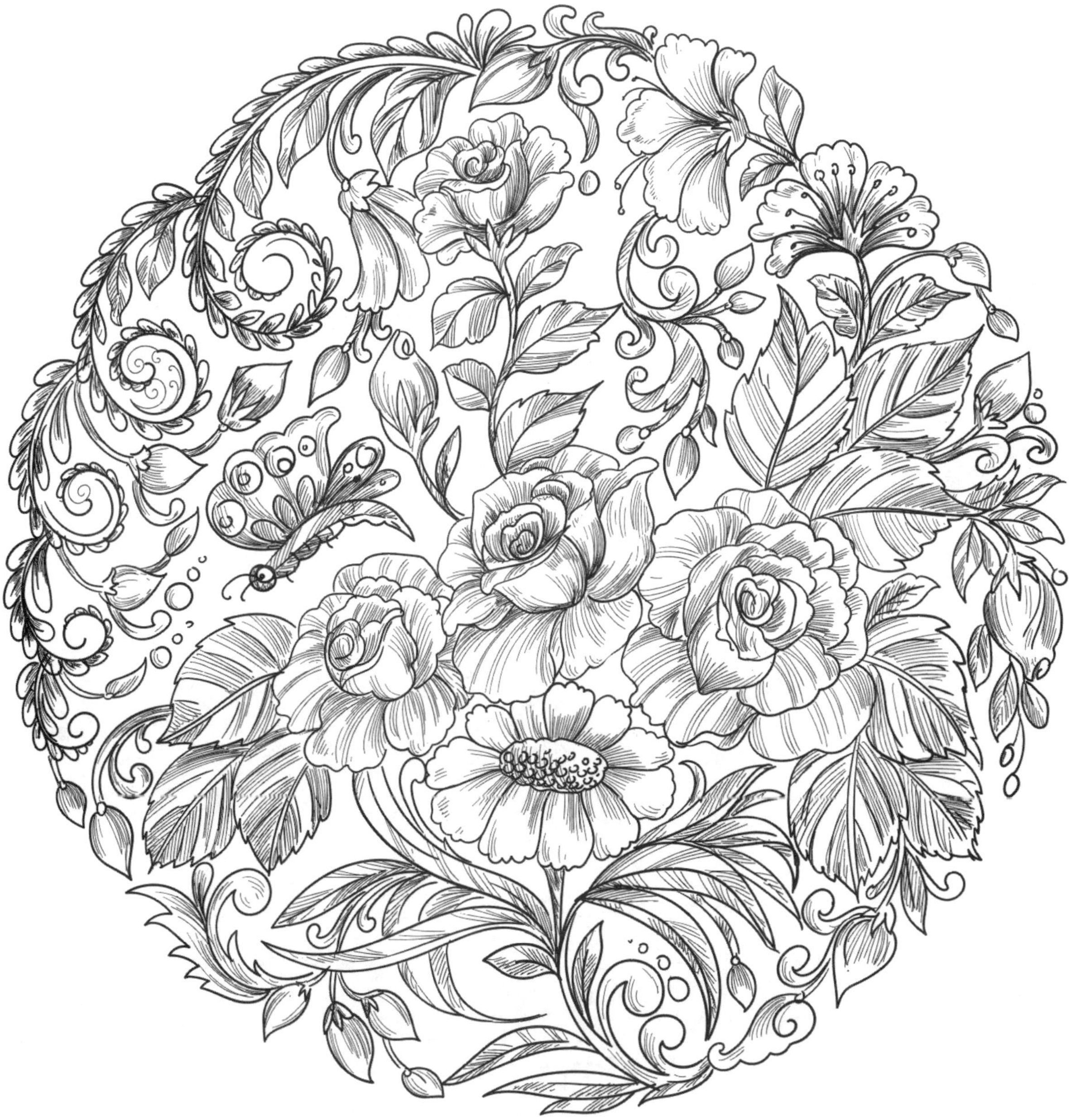

마음을 위한 보약

주의집중
언어이해
소근육운동

문장을 천천히 읽고 글자를 따라 써 봅니다.

태공이 말하였다. "어버이에게 효도하면 내 자식 또한 나에게 효도하나니, 내 자신이 효도하지도 않았는데 내 자식이 어찌 나에게 효도를 하겠는가?"

출처: 명심보감

위의 글을 그대로 다시 적어봅니다.

33 날짜 시간 덧셈 곱셈

월   일

지남력
연산능력
작업기억력

1. **가운데 표 첫째 줄에 연도를 쓰고, 둘째 줄에 날짜, 셋째 줄에 현재 시각을 씁니다.**
   이때 날짜와 시각이 한 자리 숫자면 0을 넣어 두 자리로 씁니다.
   (예: 6월 1일인 경우 0601, 오후 2시 5분인 경우 1405)

2. **표의 숫자에 대해서 1단계 연산을 하여 결과값을 씁니다.**
   가로 연산: 가로줄의 4개 숫자를 모두 더하여 오른쪽 빈칸에 쓰고, 모두 곱하여 왼쪽 빈칸에 씁니다. 이때 곱셈에서 0은 1로 변경하여 곱합니다.
   세로 연산: 세로줄의 3개 숫자를 모두 더하여 아래쪽 빈칸에 쓰고, 모두 곱하여 위쪽 빈칸에 씁니다. 이때 곱셈에서 0은 1로 변경하여 곱합니다.

3. **1단계의 결과값에 대해서 2단계 연산을 하고 결과값을 씁니다.**
   오른쪽 3개 결과값을 곱하여 오른쪽 끝 빈칸에 쓰고, 왼쪽 3개 결과값을 더하여 왼쪽 끝 빈칸에 씁니다. 아래쪽 4개 결과값을 곱하여 아래 끝 빈칸에 쓰고, 위쪽 4개 결과값을 더하여 위쪽 끝 빈칸에 씁니다. 이때 곱셈에서 0은 1로 변경하여 곱합니다.

현재 날짜와 시각을 사용하여 '날짜 시간 덧셈 곱셈' 활동을 합니다.

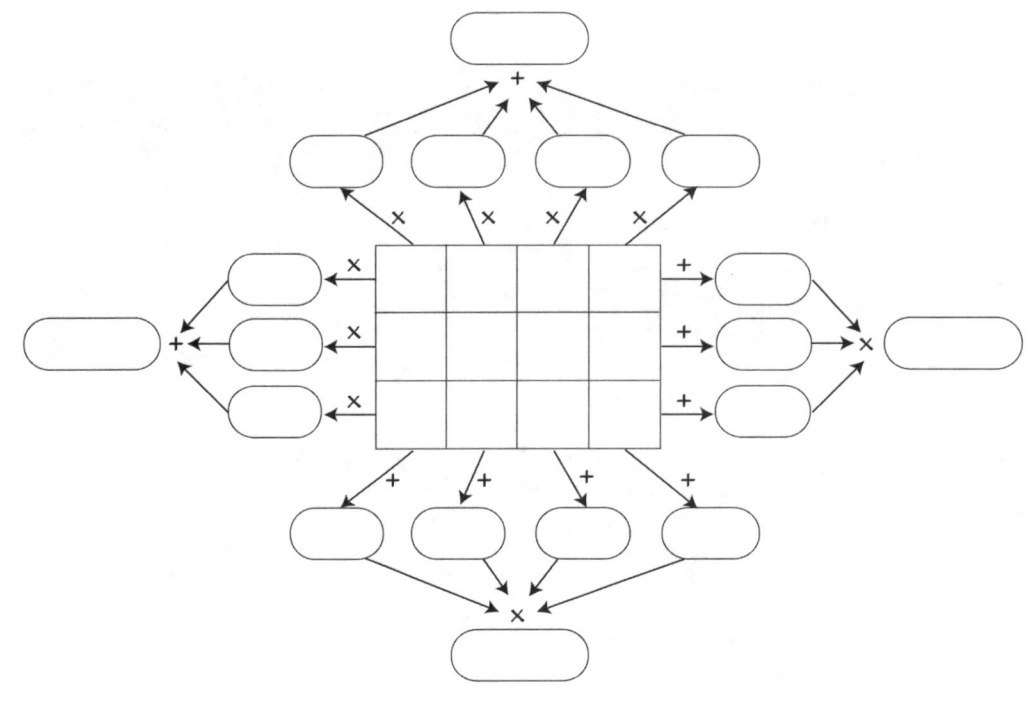

이런저런 단어 만들기

주의집중
언어이해
단어구성

1. 글자재료에 주어진 문장들에 등장하는 글자들만 사용하여 2글자 단어, 3글자 이상 단어를 만듭니다.
2. 글자재료에 있는 글자들을 사용하여 문장을 만듭니다.

글자재료	인간 본성의 선을 믿고 또한 그것이 이 세상에 실현되기를 바라는 마음은 선을 실현하기에 가장 훌륭한 조건이다. 그것을 믿지 않고 언제까지나 인간의 악함만을 생각한다면 선이 실현될 가망은 영원히 없다. - 톨스토이 -
2글자 단어	
3글자 이상 단어	
문장	

숫자 읽고 계산하기

주의집중
언어이해
연산능력

한글로 된 숫자를 읽고 숫자로 바꿔 쓴 뒤 계산을 합니다.

삼십사 + 이백십구 + 육십사 =

이십삼 × 이 + 백십일 × 삼 + 십구 =

이백칠십팔 + 사십육 - 이십팔 =

사십이 - 삼십일 × 이 + 육십사 =

팔십삼 + 팔십칠 - 삼 × 십오 =

백오십팔 + 삼십칠 - 오십구 =

백칠십육 - 사십이 + 삼백십삼 =

예시답안 참조

[예시답안]

삼십사 + 이백십구 + 육십사	=	317
이십삼 × 이 + 백십일 × 삼 + 십구	=	398
이백칠십팔 + 사십육 − 이십팔	=	296
사십이 − 삼십일 × 이 + 육십사	=	44
팔십삼 + 팔십칠 − 삼 × 십오	=	125
백오십팔 + 삼십칠 − 오십구	=	136
백칠십육 − 사십이 + 삼백십삼	=	447

34 날짜 시간 덧셈 곱셈

월   일

지남력
연산능력
작업기억력

1. 가운데 표 첫째 줄에 연도를 쓰고, 둘째 줄에 날짜, 셋째 줄에 현재 시각을 씁니다.
   이때 날짜와 시각이 한 자리 숫자면 0을 넣어 두 자리로 씁니다.
   (예: 6월 1일인 경우 0601, 오후 2시 5분인 경우 1405)

2. 표의 숫자에 대해서 1단계 연산을 하여 결과값을 씁니다.
   가로 연산: 가로줄의 4개 숫자를 모두 더하여 오른쪽 빈칸에 쓰고, 모두 곱하여 왼쪽 빈칸에 씁니다. 이때 곱셈에서 0은 1로 변경하여 곱합니다.
   세로 연산: 세로줄의 3개 숫자를 모두 더하여 아래쪽 빈칸에 쓰고, 모두 곱하여 위쪽 빈칸에 씁니다. 이때 곱셈에서 0은 1로 변경하여 곱합니다.

3. 1단계의 결과값에 대해서 2단계 연산을 하고 결과값을 씁니다.
   오른쪽 3개 결과값을 곱하여 오른쪽 끝 빈칸에 쓰고, 왼쪽 3개 결과값을 더하여 왼쪽 끝 빈칸에 씁니다. 아래쪽 4개 결과값을 곱하여 아래 끝 빈칸에 쓰고, 위쪽 4개 결과값을 더하여 위쪽 끝 빈칸에 씁니다. 이때 곱셈에서 0은 1로 변경하여 곱합니다.

현재 날짜와 시각을 사용하여 '날짜 시간 덧셈 곱셈' 활동을 합니다.

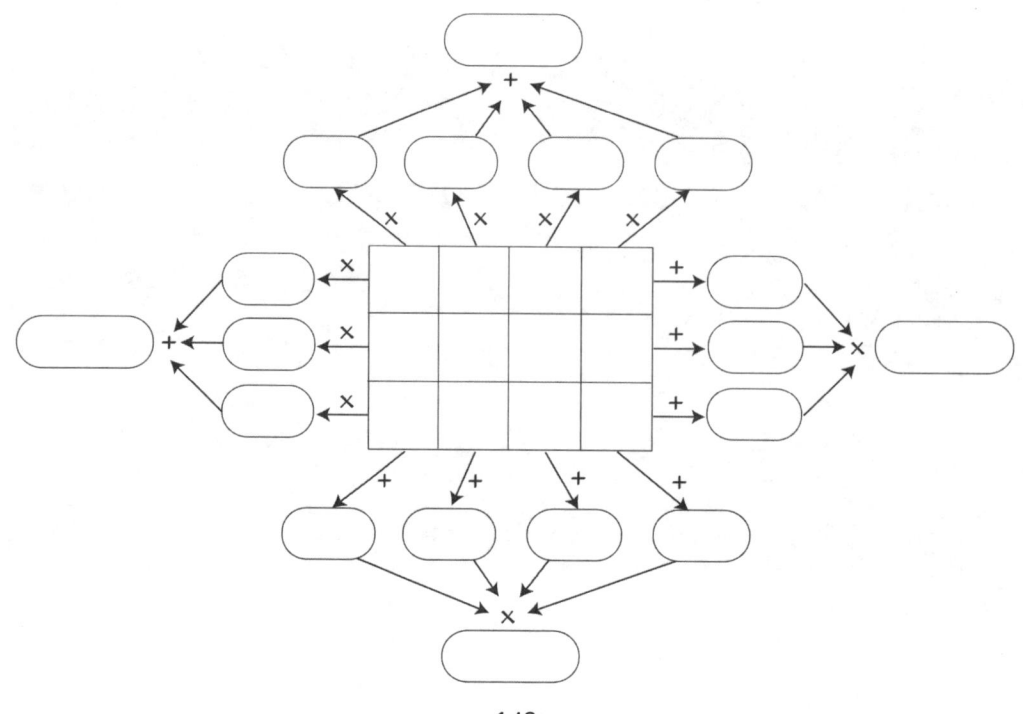

재미있는 스도쿠

주의집중
전두엽기능
기억력

가로줄, 세로줄, 작은 9칸의 네모 안에 1에서 9까지의 숫자를 중복되지 않도록 한 번씩 채워 넣습니다. 빈칸의 개수가 적은 줄부터 시작하는 것이 유리합니다.

	6	9		8	5	7		2
2		4		9			1	3
	7	1	3		2	9	5	
5	4			7	1	3		8
	3		9	5			7	
1		7	8		3		6	5
4	2		5		9	6	8	
	8	5		6		1		4
7		6	4	3	8		2	9

예시답안 참조

마음을 위한 보약

문장을 천천히 읽고 글자를 따라 써 봅니다.

장자가 말하였다. "나에게 좋게 대하는 사람에게 나도 착하게 대하고, 나에게 악하게 대하지 않는다면, 남도 나에게 악하게 대하지 않는다."

출처: 명심보감

위의 글을 그대로 다시 적어봅니다.

[예시답안]

각자 다른 답안이 나올 수 있습니다.

3	6	9	1	8	5	7	4	2
2	5	4	7	9	6	8	1	3
8	7	1	3	4	2	9	5	6
5	4	2	6	7	1	3	9	8
6	3	8	9	5	4	2	7	1
1	9	7	8	2	3	4	6	5
4	2	3	5	1	9	6	8	7
9	8	5	2	6	7	1	3	4
7	1	6	4	3	8	5	2	9

날짜 시간 덧셈 곱셈

월   일

지남력
연산능력
작업기억력

1. 가운데 표 첫째 줄에 연도를 쓰고, 둘째 줄에 날짜, 셋째 줄에 현재 시각을 씁니다.
   이때 날짜와 시각이 한 자리 숫자면 0을 넣어 두 자리로 씁니다.
   (예: 6월 1일인 경우 0601, 오후 2시 5분인 경우 1405)

2. 표의 숫자에 대해서 1단계 연산을 하여 결과값을 씁니다.
   가로 연산: 가로줄의 4개 숫자를 모두 더하여 오른쪽 빈칸에 쓰고, 모두 곱하여 왼쪽 빈칸에 씁니다. 이때 곱셈에서 0은 1로 변경하여 곱합니다.
   세로 연산: 세로줄의 3개 숫자를 모두 더하여 아래쪽 빈칸에 쓰고, 모두 곱하여 위쪽 빈칸에 씁니다. 이때 곱셈에서 0은 1로 변경하여 곱합니다.

3. 1단계의 결과값에 대해서 2단계 연산을 하고 결과값을 씁니다.
   오른쪽 3개 결과값을 곱하여 오른쪽 끝 빈칸에 쓰고, 왼쪽 3개 결과값을 더하여 왼쪽 끝 빈칸에 씁니다. 아래쪽 4개 결과값을 곱하여 아래 끝 빈칸에 쓰고, 위쪽 4개 결과값을 더하여 위쪽 끝 빈칸에 씁니다. 이때 곱셈에서 0은 1로 변경하여 곱합니다.

현재 날짜와 시각을 사용하여 '날짜 시간 덧셈 곱셈' 활동을 합니다.

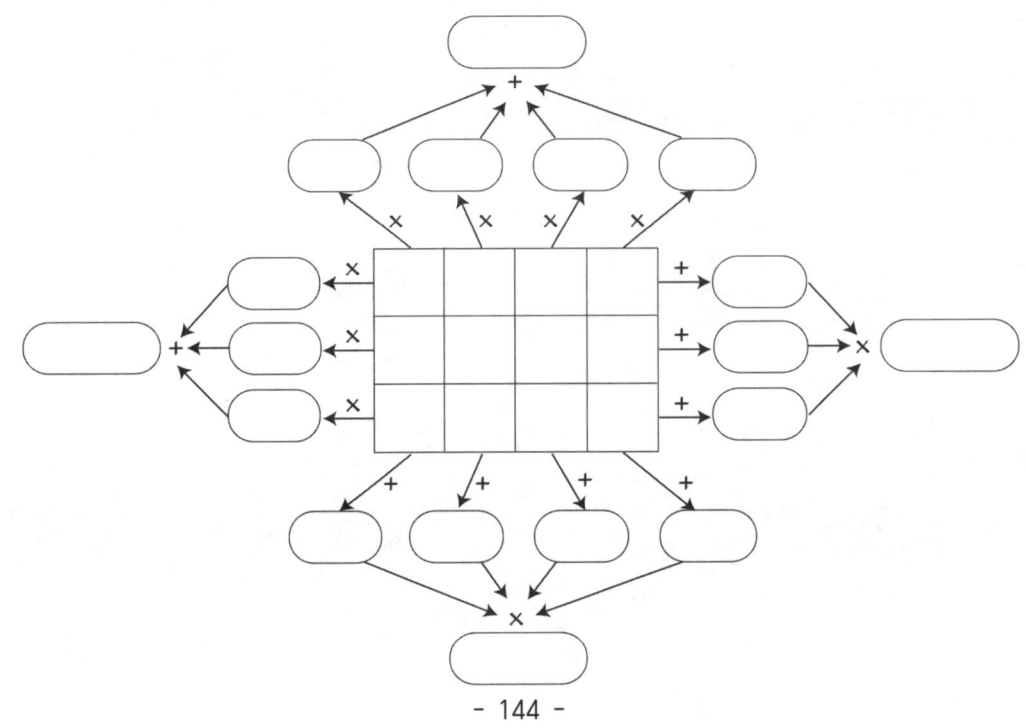

35 글 속의 별자리

주의집중
언어이해
기억력

아래 글을 읽으면서 글자 '이'를 찾아 별을 그립니다.

사소한 실수를 지적하지 말자

치매 환자에게 기억을 못 하거나 실수를 했을 때 화를 내는 경우가 있습니다. 이렇게 지적해야 기억력이 유지될 거라고 믿기 때문입니다. 하지만 아무리 반복해서 지적해도 고쳐지지 않기 때문에 화가 납니다. 특히 부모를 애틋하게 생각하는 자녀일수록 그냥 화를 냅니다. 과거에 똑똑했던 부모가 어처구니없는 실수를 하는 모습에 실망합니다.

반복되는 실수에 대한 지적으로 치매 환자는 위축되고, 자신에 대해 화가 나고 심한 우울증에 빠지게 됩니다. 그래서 조금만 건드려도 우시거나, 예민하고 불안해지면서 과거에는 얌전했던 분이 공격적으로 변하기도 합니다. 예를 들면, 얌전하셨던 할머니가 치매에 걸리면서 자주 할아버지에 지적당하고 혼이 나자 공격적으로 소리를 지르시기도 합니다. 지적이나 꾸중을 들을수록 기억력은 상실되고, 지적한 사람에 대해 나쁜 감정만 가지게 됩니다.

뇌의 기억센터에 해당하는 해마(海馬) 앞쪽에 편도체(扁桃體)가 있습니다. 이 편도체는 감정센터에 해당합니다. 이 감정센터와 기억센터는 가깝게 붙어 있어서 감정이 개입된 기억이 오래 남습니다. 예를 들어 초등학교 때 구구단을 외우지 못해 혼나면서 배웠다면 기억이 오래 갑니다. 혼을 내면 감정센터인 편도체가 자극되고 해마가 활성화됩니다. 이처럼 감정이 개입된 기억일수록 오래 남습니다. 물론 좋은 감정을 통한 기억도 오래 갑니다. 그런데 치매 환자는 해마가 망가져서 혼을 내면 왜 혼났는지 기억하지 못하고, 혼이 나서 속상한 감정만 남는 것이 문제입니다. "그 물건을 여기다 두지 말고 저기다 두라고 했지!" 하고 혼난 경우, 혼났다는 감정만 남고 물건을 둘 위치에 대한 사실은 잊어버립니다. 특히 스트레스를 받으면 해마의 기능은 더욱 떨어지게 됩니다.

그래서 치매 환자의 실수에 대해 지적하고 화를 내면 기억력이 좋아지는 것이 아니라 불안이 커지고 우울감이 커져서 치매가 더 심해질 뿐입니다. 잘 이해하지 못하고 기억하지 못하여 하는 실수를 자연스럽게 받아들이고 도와드려야 합니다.

참고자료: '뇌美인', 나덕렬 지음, 위즈덤스타일

1. 앞 페이지에서 그려진 별 중에서 10개 정도 선택하여 선으로 이어서 도형을 그립니다.
2. 그린 도형을 기억하여 아래의 공간에 옮겨 그립니다.
3. 옮겨 그린 도형을 잘 관찰하고 연상되는 이미지를 그려 나만의 별자리를 완성합니다. 그리고 별자리 이름을 붙입니다.

별자리 이름 :

36 날짜 시간 덧셈 곱셈

월   일

지남력
연산능력
작업기억력

1. **가운데 표 첫째 줄에 연도를 쓰고, 둘째 줄에 날짜, 셋째 줄에 현재 시각을 씁니다.**
   이때 날짜와 시각이 한 자리 숫자면 0을 넣어 두 자리로 씁니다.
   (예: 6월 1일인 경우 0601, 오후 2시 5분인 경우 1405)

2. **표의 숫자에 대해서 1단계 연산을 하여 결과값을 씁니다.**
   가로 연산: 가로줄의 4개 숫자를 모두 더하여 오른쪽 빈칸에 쓰고, 모두 곱하여 왼쪽 빈칸에 씁니다. 이때 곱셈에서 0은 1로 변경하여 곱합니다.
   세로 연산: 세로줄의 3개 숫자를 모두 더하여 아래쪽 빈칸에 쓰고, 모두 곱하여 위쪽 빈칸에 씁니다. 이때 곱셈에서 0은 1로 변경하여 곱합니다.

3. **1단계의 결과값에 대해서 2단계 연산을 하고 결과값을 씁니다.**
   오른쪽 3개 결과값을 곱하여 오른쪽 끝 빈칸에 쓰고, 왼쪽 3개 결과값을 더하여 왼쪽 끝 빈칸에 씁니다. 아래쪽 4개 결과값을 곱하여 아래 끝 빈칸에 쓰고, 위쪽 4개 결과값을 더하여 위쪽 끝 빈칸에 씁니다. 이때 곱셈에서 0은 1로 변경하여 곱합니다.

현재 날짜와 시각을 사용하여 '날짜 시간 덧셈 곱셈' 활동을 합니다.

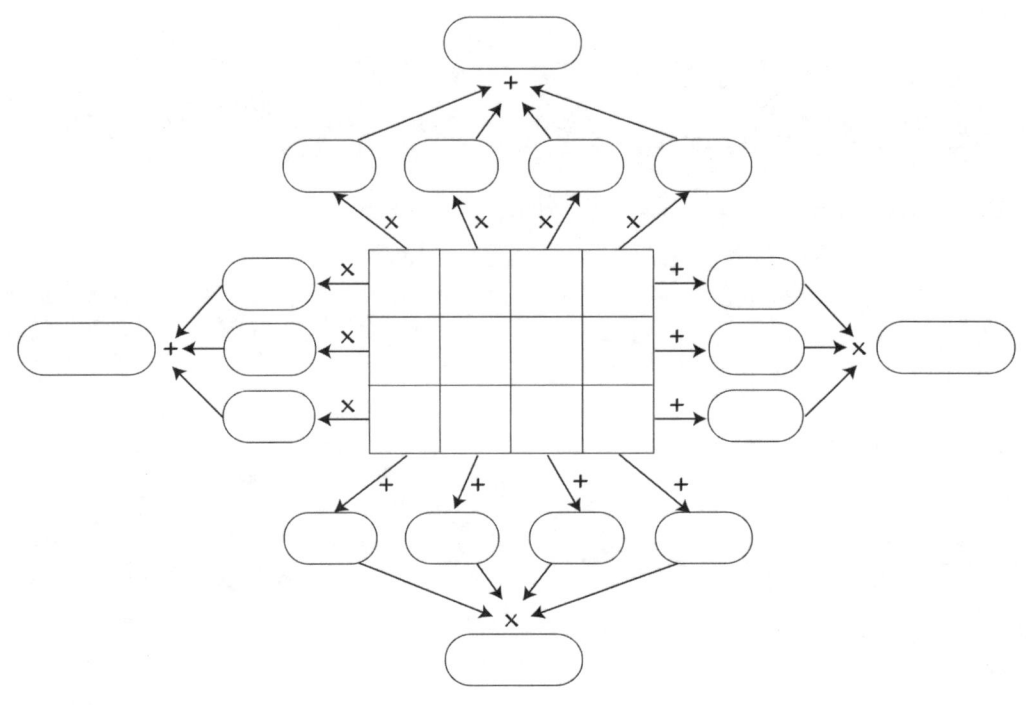

수수께끼 사칙연산

주의집중
기억력
연상기능

왼쪽 물건 개수가 몇 개일까요? 오른쪽 숫자와 연결합니다.

곶감 1집 •   • 100개

달걀 1꾸러미 •   • 10개

오이 1거리 •   • 20개

바늘 1쌈 •   • 50개

굴비 1두름 •   • 2개

조기 1손 •   • 24개

물건의 개수를 숫자로 바꾸어서 다음의 식들을 계산합니다.

곶감 1접 + 굴비 2두름 =   달걀 1꾸러미 - 조기 1손 =

조기 2손 × 달걀 1꾸러미 =   바늘 1쌈 × 곶감 1집 =

굴비 2두름 - 바늘 1쌈 =   곶감 2접 - 오이 2거리 =

바늘 2쌈 + 오이 3거리 =   조기 1손 × 굴비 2두름 =

예시답안 참조

 # 36   이번 주 버킷리스트

주의집중
언어표현
계획성

이번 주 하고 싶은 일을 5가지만 생각해서 씁니다.

1.

2.

3.

4.

5.

[예시답안]

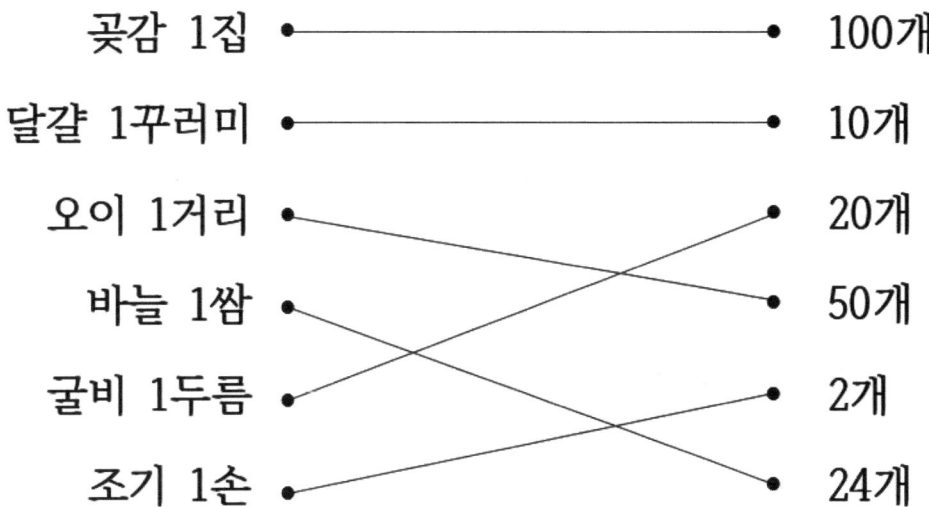

곶감 1접 + 굴비 2두름 = 140   달걀 1꾸러미 - 조기 1손 = 8

조기 2손 × 달걀 1꾸러미 = 40   바늘 1쌈 × 곶감 1접 = 2400

굴비 2두름 - 바늘 1쌈 = 16   곶감 2접 - 오이 2거리 = 100

바늘 2쌈 + 오이 3거리 = 198   조기 1손 × 굴비 2두름 = 80

37 날짜 시간 덧셈 곱셈

월   일

지남력
연산능력
작업기억력

1. **가운데 표 첫째 줄에 연도를 쓰고, 둘째 줄에 날짜, 셋째 줄에 현재 시각을 씁니다.**
   이때 날짜와 시각이 한 자리 숫자면 0을 넣어 두 자리로 씁니다.
   (예: 6월 1일인 경우 0601, 오후 2시 5분인 경우 1405)

2. **표의 숫자에 대해서 1단계 연산을 하여 결과값을 씁니다.**
   가로 연산: 가로줄의 4개 숫자를 모두 더하여 오른쪽 빈칸에 쓰고, 모두 곱하여 왼쪽 빈칸에 씁니다. 이때 곱셈에서 0은 1로 변경하여 곱합니다.
   세로 연산: 세로줄의 3개 숫자를 모두 더하여 아래쪽 빈칸에 쓰고, 모두 곱하여 위쪽 빈칸에 씁니다. 이때 곱셈에서 0은 1로 변경하여 곱합니다.

3. **1단계의 결과값에 대해서 2단계 연산을 하고 결과값을 씁니다.**
   오른쪽 3개 결과값을 곱하여 오른쪽 끝 빈칸에 쓰고, 왼쪽 3개 결과값을 더하여 왼쪽 끝 빈칸에 씁니다. 아래쪽 4개 결과값을 곱하여 아래 끝 빈칸에 쓰고, 위쪽 4개 결과값을 더하여 위쪽 끝 빈칸에 씁니다. 이때 곱셈에서 0은 1로 변경하여 곱합니다.

현재 날짜와 시각을 사용하여 '날짜 시간 덧셈 곱셈' 활동을 합니다.

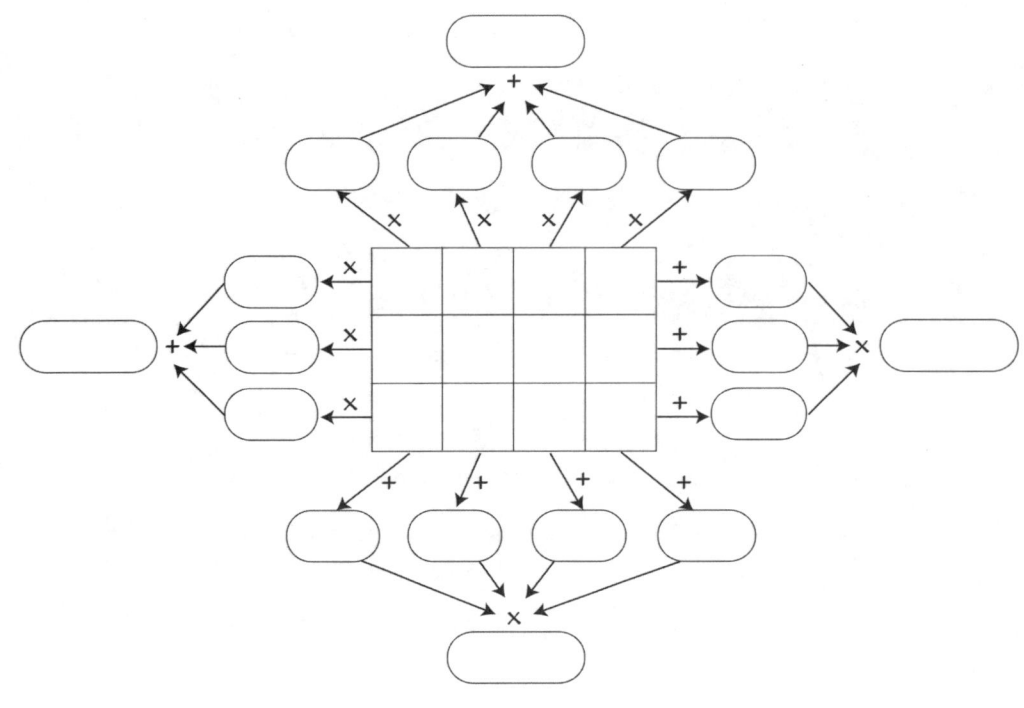

37

꼬불꼬불 미로찾기

주의집중
시공간
연상기능

왼쪽 화살표에서 시작해서 오른쪽 화살표로 빠져나가도록 길을 찾습니다.

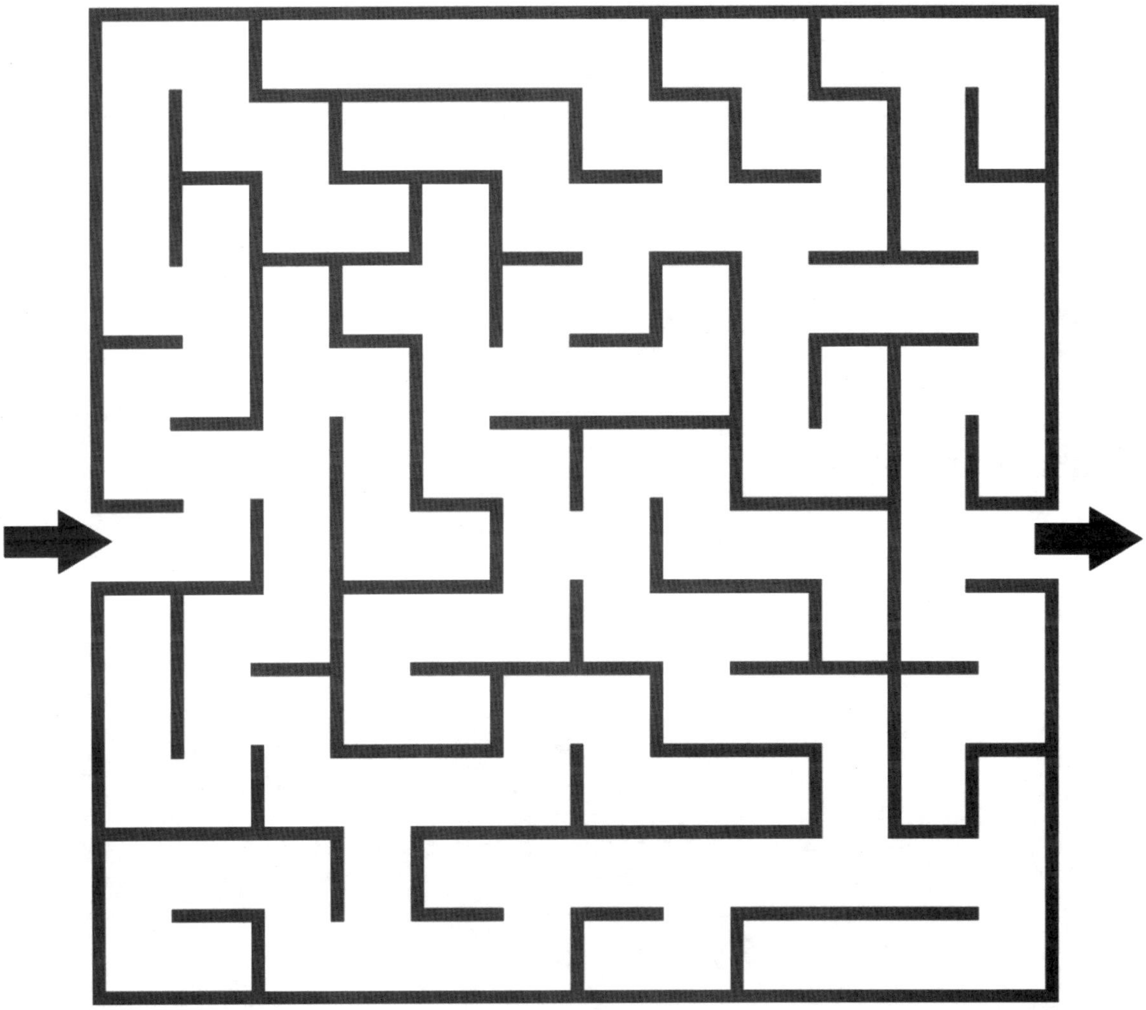

예시답안 참조

마음을 위한 보약

주의집중
언어이해
소근육운동

문장을 천천히 읽고 글자를 따라 써 봅니다.

경행록에서 말하였다. "은혜와 의리를 널리 베풀어라. 어디에 살든지 서로 만나지 않겠는가? 원수와 원한을 맺지 않도록 하라. 좁은 길에서 만나면 피해가기가 어렵다."

출처: 명심보감

위의 글을 그대로 다시 적어봅니다.

[예시답안]

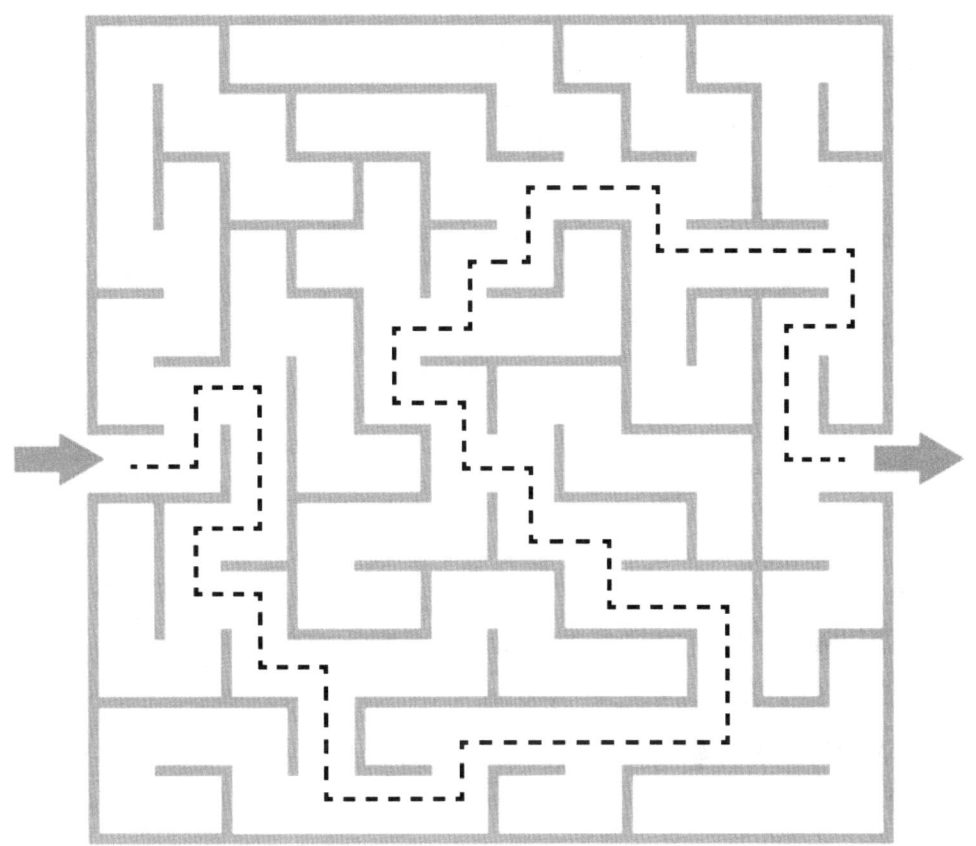

날짜 시간 덧셈 곱셈

월   일

지남력
연산능력
작업기억력

1. **가운데 표 첫째 줄에 연도를 쓰고, 둘째 줄에 날짜, 셋째 줄에 현재 시각을 씁니다.**
   이때 날짜와 시각이 한 자리 숫자면 0을 넣어 두 자리로 씁니다.
   (예: 6월 1일인 경우 0601, 오후 2시 5분인 경우 1405)

2. **표의 숫자에 대해서 1단계 연산을 하여 결과값을 씁니다.**
   가로 연산: 가로줄의 4개 숫자를 모두 더하여 오른쪽 빈칸에 쓰고, 모두 곱하여 왼쪽 빈칸에 씁니다. 이때 곱셈에서 0은 1로 변경하여 곱합니다.
   세로 연산: 세로줄의 3개 숫자를 모두 더하여 아래쪽 빈칸에 쓰고, 모두 곱하여 위쪽 빈칸에 씁니다. 이때 곱셈에서 0은 1로 변경하여 곱합니다.

3. **1단계의 결과값에 대해서 2단계 연산을 하고 결과값을 씁니다.**
   오른쪽 3개 결과값을 곱하여 오른쪽 끝 빈칸에 쓰고, 왼쪽 3개 결과값을 더하여 왼쪽 끝 빈칸에 씁니다. 아래쪽 4개 결과값을 곱하여 아래 끝 빈칸에 쓰고, 위쪽 4개 결과값을 더하여 위쪽 끝 빈칸에 씁니다. 이때 곱셈에서 0은 1로 변경하여 곱합니다.

현재 날짜와 시각을 사용하여 '날짜 시간 덧셈 곱셈' 활동을 합니다.

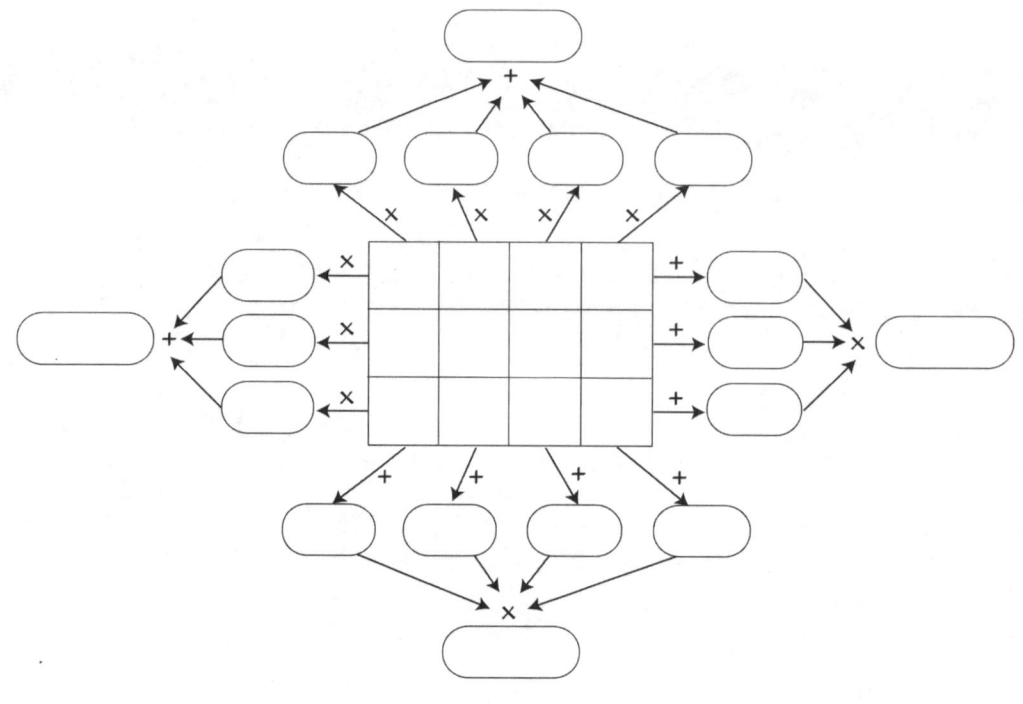

38. 사자성어 가로세로 연산

주어진 설명에 해당하는 사자성어를 보기에서 찾아 빈칸에 한글로 각진 글씨체로 적습니다. 사자성어를 구성하는 글자에 들어 있는 가로선의 개수와 세로선의 개수를 적고 두 수를 더합니다.

예를 들면, 사분오열의 경우 가로선은 동그라미로 표시하고 세로선은 체크 표시를 하여 각각의 개수를 셉니다.

가로선: 11개   세로선: 9개

가로선 개수와 세로선 개수를 더 하면? 20개

<보기>

가인박명(佳人薄命)	마부작침(磨斧作針)	다기망양(多岐亡羊)
다다익선(多多益善)	반식재상(伴食宰相)	사분오열(四分五裂)

1. 아름다운 사람은 운명이 박하다.

　　가로선: ( )개　　세로선 : ( )개
　　가로선 개수와 세로선 개수를 더하면?
　　　　　　　　　　　　　　　( )개

2. 갈림길이 많아 양을 잃어버렸다(방법이 많아 선택이 어려움).

　　가로선: ( )개　　세로선 : ( )개
　　가로선 개수와 세로선 개수를 더하면?
　　　　　　　　　　　　　　　( )개

3. 끊임없는 노력으로 목적을 이룬다(도끼를 갈아 바늘을 만듦).

　　가로선: ( )개　　세로선 : ( )개
　　가로선 개수와 세로선 개수를 더하면?
　　　　　　　　　　　　　　　( )개

예시답안 참조

마음을 위한 보약

주의집중
언어이해
소근육운동

문장을 천천히 읽고 글자를 따라 써 봅니다.

공자(孔子)가 말하기를 "착한 일을 하는 자에게는 하늘이 복으로 갚으며, 착하지 않은 일을 하는 자에게는 하늘이 재앙으로 갚는다."

출처: 명심보감

위의 글을 그대로 다시 적어봅니다.

[예시 답안]

각자 사용한 글자 모양에 따라 가로선과 세로선의 개수가 다를 수 있습니다. 따라서 각자의 필체에 따라 다른 답안이 나올 수 있습니다.

1. 가 인 빅 명   가로선 11개 + 세로선 11개=22
2. 다 기 항 양   가로선 9개 + 세로선 8개=17
3. 마 부 작 집   가로선 12개 + 세로선 12개=24

39 날짜 시간 덧셈 곱셈

월   일

지남력
연산능력
작업기억력

1. **가운데 표 첫째 줄에 연도를 쓰고, 둘째 줄에 날짜, 셋째 줄에 현재 시각을 씁니다.**
   이때 날짜와 시각이 한 자리 숫자면 0을 넣어 두 자리로 씁니다.
   (예: 6월 1일인 경우 0601, 오후 2시 5분인 경우 1405)

2. **표의 숫자에 대해서 1단계 연산을 하여 결과값을 씁니다.**
   가로 연산: 가로줄의 4개 숫자를 모두 더하여 오른쪽 빈칸에 쓰고, 모두 곱하여 왼쪽 빈칸에 씁니다. 이때 곱셈에서 0은 1로 변경하여 곱합니다.
   세로 연산: 세로줄의 3개 숫자를 모두 더하여 아래쪽 빈칸에 쓰고, 모두 곱하여 위쪽 빈칸에 씁니다. 이때 곱셈에서 0은 1로 변경하여 곱합니다.

3. **1단계의 결과값에 대해서 2단계 연산을 하고 결과값을 씁니다.**
   오른쪽 3개 결과값을 곱하여 오른쪽 끝 빈칸에 쓰고, 왼쪽 3개 결과값을 더하여 왼쪽 끝 빈칸에 씁니다. 아래쪽 4개 결과값을 곱하여 아래 끝 빈칸에 쓰고, 위쪽 4개 결과값을 더하여 위쪽 끝 빈칸에 씁니다. 이때 곱셈에서 0은 1로 변경하여 곱합니다.

현재 날짜와 시각을 사용하여 '날짜 시간 덧셈 곱셈' 활동을 합니다.

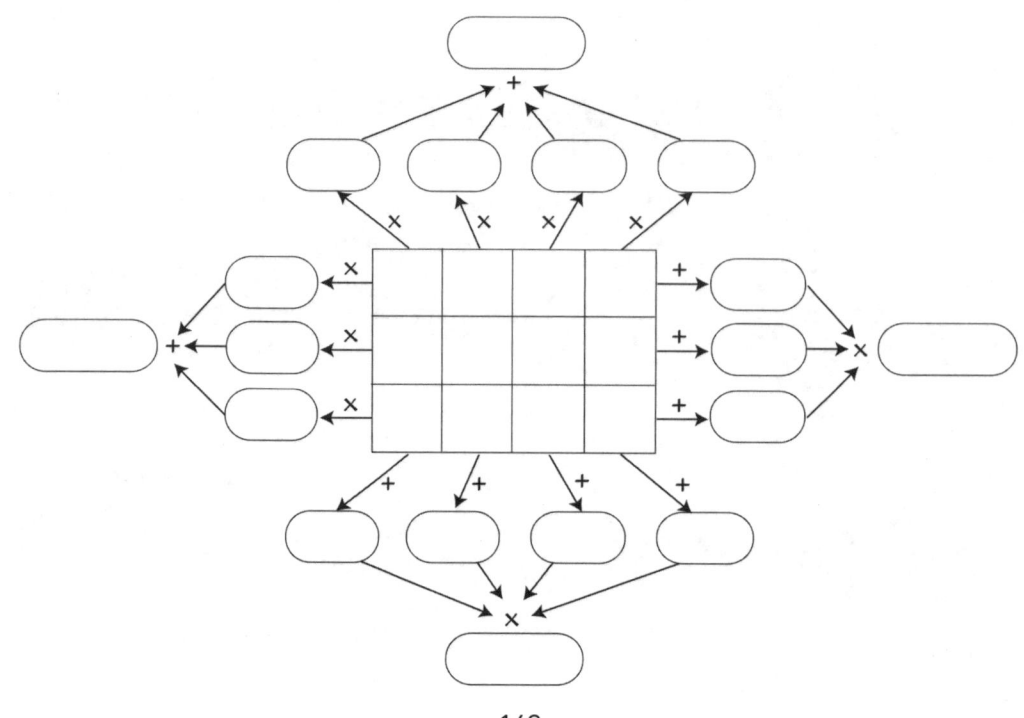

가로세로 십자말

주의집중
추론기능
단어구성

가로 열쇠, 세로 열쇠에서 단어를 찾아 십자말 풀이를 합니다.

예시답안 참조

<가로 열쇠>

1. 백 번 쏘아서 백 번 다 맞춘다는 뜻의 사자성어
5. 다이아몬드를 다른 말로 부르는 말.
6. 오로지 자기만 생각하는 마음.
8. 과학적으로 설명하기 어려운 기묘한 능력을 발휘하는 사람.
12. 보고 들은 지식을 적은 글.
14. 가까이 있는 물체가 잘 보이지 않는 것. 오목렌즈로 교정해야 함.
15. 삼국을 통일한 나라
16. 지구를 본떠 만든 작은 모형
17. 사탕수수, 사탕무 등을 원료로 하여 만들어내는 식품. 맛이 달다.
18. 다른 생물의 몸에 붙어서 양분을 섭취하며 살아가는 동물
22. 면허가 없는 것.
24. 현재 화산활동을 계속 하고 있는 산.
26. 구미에서 유행하는 대중가요.

<세로 열쇠>

1. 백 번 묻는 것보다 한 번 보는 것이 낫다는 뜻의 말.
2. 지구가 그 표면에 있는 물건을 지구 중심 쪽으로 당기는 힘.
3. 물질, 돈이 모든 것을 할 수 있다는 생각 또는 주의.
4. 한 각 이 직각인 삼각형.
11. 복날에 몸의 원기를 보충하기 위해 먹는 음식.
13. 문을 지키는 사람.
14. 사물이 발생하는 근원 또는 본질.
17. 강원도 양양과 인제 사이의 산으로 가을 단풍이 뛰어나고 흔들바위가 있다.
19. 이순신 장군이 전사한 뒤 그 공을 기리는 뜻으로 임금이 내린 호.
20. 생활하는데 필요한 모든 돈.
21. 액체가 구슬같이 동글동글 맺혀 있는 모양. 이슬이 ○○ ○○ 맺혔어.

[예시답안]

1백	발	백	2중		3황					4직
문			력		5금	강	석			각
6이	기	심			만					삼
불				8초	능	력	자			각
여					주					형
일					의				11보	
12견	13문	록				14근	시		15신	라
	지		16지	구	본			17설	탕	
	18기	생	19충			20생		악		21송
			22무	면	허		24활	화	산		글
			공			비			26팝	송
										글

날짜 시간 덧셈 곱셈

월   일

지남력
연산능력
작업기억력

1. **가운데 표 첫째 줄에 연도를 쓰고, 둘째 줄에 날짜, 셋째 줄에 현재 시각을 씁니다.**
   이때 날짜와 시각이 한 자리 숫자면 0을 넣어 두 자리로 씁니다.
   (예: 6월 1일인 경우 0601, 오후 2시 5분인 경우 1405)

2. **표의 숫자에 대해서 1단계 연산을 하여 결과값을 씁니다.**
   가로 연산: 가로줄의 4개 숫자를 모두 더하여 오른쪽 빈칸에 쓰고, 모두 곱하여
             왼쪽 빈칸에 씁니다. 이때 곱셈에서 0은 1로 변경하여 곱합니다.
   세로 연산: 세로줄의 3개 숫자를 모두 더하여 아래쪽 빈칸에 쓰고, 모두 곱하여
             위쪽 빈칸에 씁니다. 이때 곱셈에서 0은 1로 변경하여 곱합니다.

3. **1단계의 결과값에 대해서 2단계 연산을 하고 결과값을 씁니다.**
   오른쪽 3개 결과값을 곱하여 오른쪽 끝 빈칸에 쓰고, 왼쪽 3개 결과값을 더하여 왼쪽
   끝 빈칸에 씁니다. 아래쪽 4개 결과값을 곱하여 아래 끝 빈칸에 쓰고, 위쪽 4개
   결과값을 더하여 위쪽 끝 빈칸에 씁니다. 이때 곱셈에서 0은 1로 변경하여 곱합니다.

현재 날짜와 시각을 사용하여 '날짜 시간 덧셈 곱셈' 활동을 합니다.

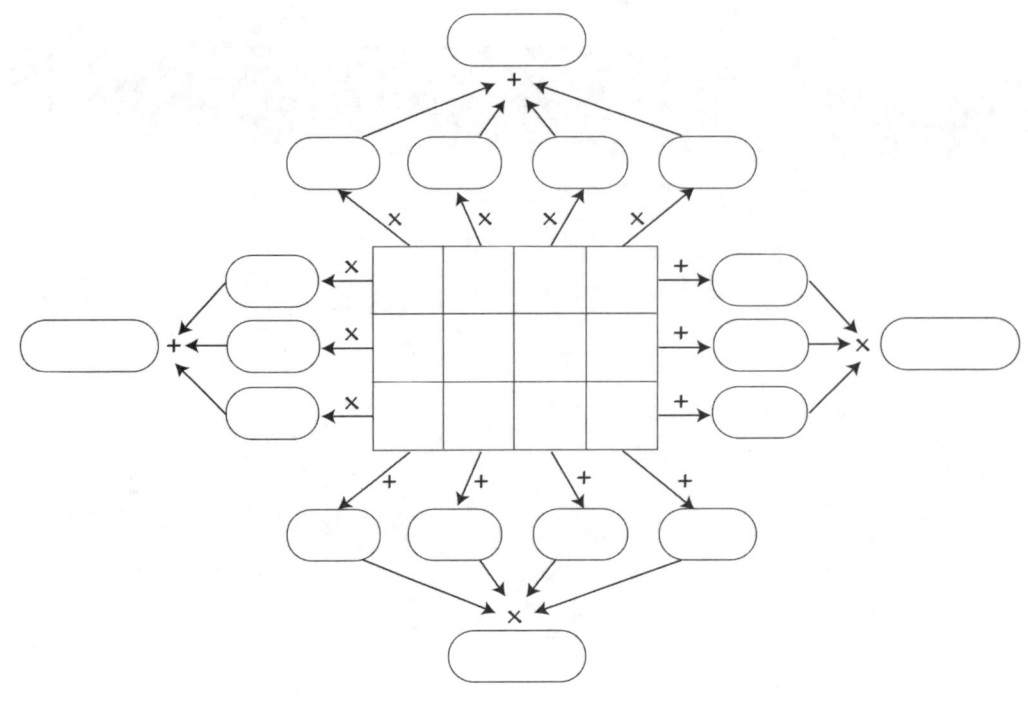

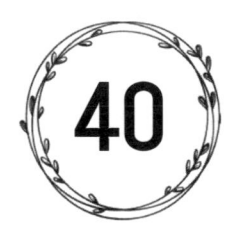

로꾸거 시 읽고 쓰기

주의집중
언어이해
기억력

다음은 윤동주 시인의 '편지'입니다. 시를 크게 낭송한 뒤, 시를 한 줄씩 거꾸로 읽어봅니다.
   예) 산토끼 토끼야 -> 야끼토 끼토산

편지

윤동주

그립다고 써보니 차라리 말을 말자

그냥 긴 세월이 지났노라고만 쓰자

긴긴 사연을 줄줄이 이어

진정 못 잊는다는 말을 말고

어쩌다 생각이 났었노라고만 쓰자

그립다고 써보니 차라리 말을 말자

그냥 긴 세월이 지났노라고만 쓰자

긴긴 잠 못 이루는 밤이면

행여 울었다는 말을 말고

가다가 그리울 때도 있었노라고만 쓰자.

윤동주 시인의 '편지'를 앞에서는 거꾸로 읽어보았다면 이번에는 한 줄씩 거꾸로 써봅니다.

예시답안 참조

[예시답안]

지편

주동윤

자말 을말 리라차 니보써 고다립그

자쓰 만고라노났지 이월세 긴 냥그

어이 이줄줄 을연사 긴긴

고말 을말 는다는잊 못 정진

자쓰 만고라노었났 이각생 다쩌어

자말 을말 리라차 니보써 고다립그

자쓰 만고라노났지 이월세 긴 냥그

면이밤 는루이 못 잠 긴긴

고말 을말 는다었울 여행

자쓰 만고라노었있 도때 울리그 가다가